마이뜨리,
생에 한 번쯤은 요가

마이뜨리,
생에 한 번쯤은 요가

내가 어떤 사람인지 깊이 있게 들여다보는 시간

마이뜨리 지음 | 요기윤 그림

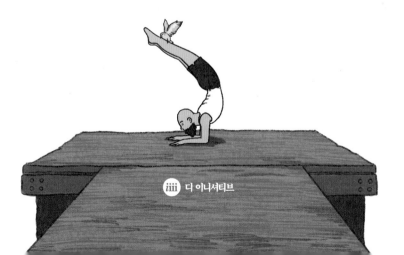

디 이니셔티브

자기 모습을 있는 그대로 받아들이기 위해 애쓰는 삼십 대 중반의 수련자가 어느 날 나를 찾아왔다. 10년 전의 일로 기억한다. 내면에 잠재된 에너지를 잘 발휘하는 데 그가 가진 신체적 결함은 큰 문제가 아니라고 생각했다. 그래서 몸이 아프지 않은 사람과 차별을 두지 않고 수련에 임하게 했다. 남들보다 더 힘들었겠지만, 그런 고통의 시간을 견디면 자신을 조금 더 깊이 있게 바라보는 힘이 생긴다. 이 책에 그런 모습이 묻어 있어 반갑다. 제주도에서 무던히 수련했던 그때나 지금이나, 참 열심히 자기 길을 걷고 있는 모습이 보기 좋다. 얼마 전에도 제주도에 내려와 함께 수련했다. 이렇게 헌신적으로 하타 요가에 전념하는 제자와 함께할 수 있어서 보람을 느낀다. **_한주훈, 요가 마스터**

'자기 문제 해결'

요가의 깨달음은 자기 문제 해결에서 출발한다. 10여 년 전에 자기 문제를 해결하고자 찾아왔던, 그리고 고난의 수련을 마다하지 않고 온몸으로 부딪친 순수한 청년이 떠오른다. 이 에세이를 읽노라니 그 청년이 포기하지 않고 정진하여 수련과 인생의 굽이굽이를 돌아 자기 문제를 해결하고, 그 깨달음을 많은 사람과 나누며 자신의 요기명처럼 태양같이 밝은 친구(Ravi Maitri), 멋진 선생님이 되고 있음이 보인다. 나도 가르치고 나누는 인생을 돌아보며 큰 보람과 기쁨을 느끼게 된다. 이 에세이 속의 정신과 인생이 많은 요가 수련자에게 깊은 울림을 줄 것이라 믿는다. _**바유 정두화, 요가VnA 설립자**

한번 만나면 절대 잊을 수 없는, 누가 봐도 요가 선생님인 마이뜨리 선생님. 이 책을 통해 요가가 그에게 어떤 의미인지, 그토록 열심히 수련하는 이유가 무엇인지 조금이나마 이해할 수 있었다. 요가 에세이라기보다는 삶을 대하는 태도에 관한 수필집 같다. 그리고 어쩌면 살아가면서 마주칠 많은 일을 잘 받아들이기 위해 나에게 요가 수련이 필요할지도 모르겠다고 생각하게 되었다.

_**김은희, 룰루레몬 코리아 리저널 매니저**

마성의 턱수염을 가진 마이뜨리 선생님이 요가와 함께 사는 이야기를 엿볼 수 있는 이 책은, 세상이 정해놓은 틀 안에서 뜨거운 마음으로 앞만 보고 달리는 우리에게 조금 힘을 빼고 자신만의 리듬으로 살아 보라고 이야기한다.

_이흔찬, 만두카 코리아 대표

강렬하지만 차갑게 느껴지는 선생님의 첫인상과는 달리, 선생님의 수업은 간결하지만 마음 깊이 와닿는 지시어들 속에서 내 가슴을 따뜻하게 만들었다. 선생님을 통해 하타 요가를 처음 접한 후, 그 따뜻한 느낌 덕분에 2년 넘게 선생님과 수련을 이어오고 있다. 지시어만큼이나 깔끔한 문체로 이어지는 선생님의 성장 이야기를 읽다 보면, 자기 자신의 이야기가 떠오르는 뭉클함을 느끼게 될지 모르겠다. 선생님의 체험에서 우러나오는 내면의 향기가 이 책을 읽는 분들 마음에 오래도록 여운을 남길 것이다.   **_이미경, 요가바이아터스 실장**

허심탄회. 책을 읽는 내내 머릿속을 맴돈 말이다. 선생님은 평소 보여주시는 모습 그대로 숨김없이 꾸밈없이 요가에 관한 생각, 경험, 지혜를 나눠주신다. 선생님의 요가 수업은 단계별로, 수준별로 인도해 주셔서 초보자도, 중급자도, 숙련자도 모두 함께할 수 있다. 이 책 또한 그렇다. 요가를 모르는 사람, 이제 막 입문한 사람, 긴 시간 수련해 온 사람 모두 빠져들 수 있게 마치 옆에서 이야기하듯이 쉽게 풀어주신다. 모쪼록 선생님과 담소 즐기시기를!

_이슬비, 하타 요가 수련생

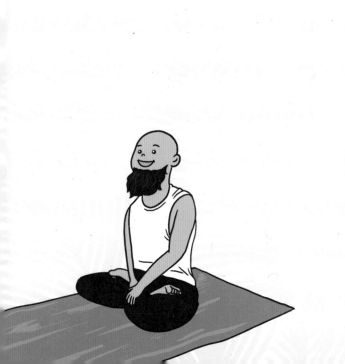

오늘도 4시 반쯤 일어났다. 일어나자마자 오일풀링을 하면서 혀 운동을 한다. 혀를 충분히 풀면 양치가 아주 깔끔해진다. 기분이 좋다. 개운한 상태에서 하루를 시작한다. 샨띠에게 물과 먹이를 챙겨준다. 씻고 나갈 준비를 마쳤다. 여유가 있어 샨띠랑 이야기를 조금 나눴다.

요가원에 도착했다. 5시 반. 준비하려면 15분 정도가 걸린다. 불을 켜고 매트를 세팅한다. 이제 6시. 어제는 이 시간에 30분 정도 명상을 했다. 오늘은 차를 내려 마신다.

수업을 기다리는 지금, 나는 가장 행복하다.

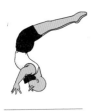

Chapter 2
쏟아붓기

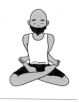

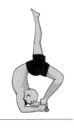

Chapter 4
어울리기

Chapter 1
이해하기

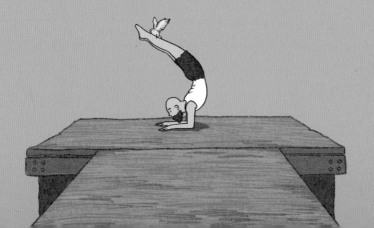

가끔은

말하지 않는 한, 사람들은 내가 완벽하게 건강한 사람이라고
착각한다. 가끔은 '완벽한 나'로 보이고 싶다.

아사나의

순수성을
믿는다

나는 아사나가 좋다. 아사나는 말이 필요 없다. 그냥 하면 된다. 이 단순함이 있는 그대로의 내 모습을 받아들이고 다른 관계로부터 자유롭게 한다. 아사나를 지도할 때는 명확한 목표와 방향을 제시해야 한다. 아사나의 진정한 목적이 자세의 완성보다는 보이는 몸을 통해서 '보이지 않는 의식'을 온전히 조절하는 것에 있기 때문이다. 아사나를 통한 최고의 영성은 전폭적인 수용성이다. 그러기 위해서는 무엇보다 내 에너지가 충만해야 한다.

라자카포타 아사나

[왕비둘기 자세]

· · ·

온전히 자신에게 집중, 몰입할 수 있는 가장 순수한 아사나.

발이 머리에 닿는다는 것은

행위가 생각을 이끈다는 의미로

내면의 평화를 위해서 하는 아사나입니다.

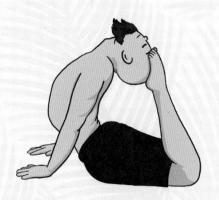

나 같은
사람도

요가를
할 수 있을까

'미시적으로 우연이지만 거시적으로 필연이다'라는 말이 있다. 나에게 요가는 그런 의미다.

10대 후반부터 매우 아팠고 지금도 아프다. 자가 면역 질환인 '강직척추염'을 앓고 있다. 어느 순간, 나는 안정된 직장이나 결혼 같은 평범한 소망을 포기하게 됐다. 그런데 한참 지나 생각해 보니 그런 바람은 남의 시선에서 그럴싸하지 진짜 내가 하고 싶은 건 아니었다. 그래서 자연스럽게 멀어진 것 같다.

왜 아픈지 모르고, 정작 나에게 필요한 것을 간과하고 지낸 삶은 고통의 연속이었다. 성실하게 살라는 부모님의 가르침, 최선을 다하라는 사회의 미덕을 따르면 따를수록 내 몸과 마음은 엉망이 되었다. 계속 실패했다. 겉으로는 아주 밝고 긍정적이 었지만, 심층 의식은 부정적인 마음과 비관으로 꽉 차 있었다.

위로받고 기대고 싶은 무언가가 필요했다. 내가 잘할 수 있는 일을 찾고 싶었다. 그러던 중에 우연한 계기로 '요가'를 만났다. 어쩌면 요가는 내가 선택할 수 있는 유일한 길이었던 것 같다. 마치 숙명 같은 필연처럼.

돌이켜 보면 뭘 하고 싶은지, 뭘 하기 싫은지조차 잘 몰랐었다. 요가 수련을 하면서 따라오는 온전한 이완과 명상을 통해 나 자신을 깊이 이해하게 되었다. 그리고 선생님의 가르침은 그 씨앗이 되었다.

좋은
핑계

나는 하타 요가^{Hatha Yoga}를 가르친다. 일반 수업과 워크숍, 지도자 과정(TTC)을 하며 사람들과 만난다. 일반 수업에서는 말하지 않지만, 조금 더 깊은 수련을 하는 워크숍이나 지도자 과정에서는 내 몸 상태를 이야기한다.

요가를 시작하고 처음에는 아사나를 잘하기 위해 오로지 연습에만 매진했다. 정말 많이 다치기도 했다. 그러면서 알게 되었다. 연습을 충분히 했다면 쉬면서 여유를 가지는 게 중요하다는 것을…. 휴식을 하며 나오는 시너지로 대부분 아사나가 되기 때문이다. 배워야 할 것은 여전히 많지만, 지금은 대부분 동작을 거의 다 수준급으로 한다. 진짜 하고 싶은 아사나가 있으면

'이 동작은 이렇게 하면 되겠구나' 하고 어느 정도 분석할 수 있게 되었다. 많은 연습과 충분한 휴식이 조화를 이루니 그런 원리가 조금은 보이는 것 같다.

병명을 정확히 알게 된 건 10년 전쯤, 한창 요가 수련을 할 때였다. 아사나가 잘되면 행복하고 그렇지 못하면 불행했던 시절이었다. 몸에 병이 있다는 걸 알고 처음엔 말할 수 없이 절망했다. '나는 왜 이렇게 태어났을까', '내 몸은 왜 이럴까…' 원망도 많이 했다.

그런데 희한하게 시간이 조금 지나니 솔직히 더 편해졌다. 뭐랄까, '나는 아무리 열심히 해도 선천적으로 요가를 잘할 수 없는 몸으로 태어났으니…' 하는 안도감이 들어서일까. 그전까지는 남보다 잘해야만 한다는 강박감이 컸다. 그런데 잘하지 못해도 괜찮다는 '핑계'가 생기니 오히려 편해지는 거다. 지금 생각하면 좀 부끄럽지만, 아프다는 걸 광고하고 다니기도 했다. 그래서인지 이전보다 훨씬 편안한 마음으로 수련을 하게 됐다. 수련 자체가 너무 재미있어졌다. 감사함도 따라왔다.

수련의
첫걸음

전부일 수는 없지만, 몸은 많은 것을 알려주는 확실한 지표다. 한 자세를 오래 유지하면, 자신의 장점은 두드러지고 단점은 보완되기 시작한다. 직설적으로 말하면, 그동안 대충 수련했던 부분이 다 드러난다.

나의 취약한 면을 마주하는 것, 그것이 수련의 첫걸음이다.

수련이란 에너지를 조절하고 집중하는 것이다. 요가의 기본 매뉴얼이자 고전인 《요가수트라》 2장에는 아사나 수련에 대해 이렇게 말한다.

2장 46절 Sthira sukham asanam.

자세는 안정되고 편안해야 한다.

2장 47절 Prayatna shaithilya ananta samapattibhyam.

인위적인 노력을 완화하고 무한한 것에 명상(집중)함으로써 성취할 수 있다.

2장 48절 Tatah dvandva anabhighata.

그때 상반되는 것들은 어떤 영향을 주지 못한다.

아사나 수련은 감당할 수 있는 자신의 역량에 맞춰, 선생님의 지시어에 집중하는 것에서 시작한다. 그러다 보면 자연스럽게 의식이 자신이 중심부로 향해 내면의 소리에 귀를 기울이게 된다. 명상의 첫걸음이라고 할 수 있는 '프라티야하라(철회·거두어 들임·제감)'를 만나게 된다.

명상은
왜

힘들까

명상은 정말 따분하고 재미없으며 졸리다. 내 경험상 척추가 펴지기 전까지는 그렇다. 오직 척추만 바르게 세우면 된다. 명상은 '하는 게 아니라 되는 것이다'라는 말이 있는데, 100% 공감한다. 하타 요가를 수련하면서 신기한 경험을 한 적이 있다. 나도 모르게 자연스럽게 '파드마 아사나(연꽃 아사나 형상의 좌법)'를 하고 척추를 세운 자세에서 명상을 즐기고 있는 모습이었다.

"명상은 단순하게 집중하는 거다."

처음 명상을 할 때 선생님은 이 한마디만 하셨다. 무슨 말인지 어렵고 재미없어 거리감이 느껴졌지만, 일단 그대로 따라 해 보기로 했다. 집중하는 건 뭔지 아니까. 그런데 집중만 한다고 해서 끝나는 게 아니었다. 집중이 잘 될 때는 괜찮았지만, 잘 안 될 때가 문제였다. 뭔가를 생각하지 말라고 하면 그 생각만 더 나듯이, '집중이 안 되는 의식'에만 집중하려고 하니 정말 힘들었다.

그럴 때는 그냥 나의 의식을 떼어놓고 바라보는 연습을 했다. 내 몸의 감각에 의한 자극, 또 그 자극으로 일어난 생각의 흐름을 떼어놓고 바라보는 것이다. 집중되지 않는 의식을 떼어놓고 바라보면 다시 집중할 수 있고, 그 집중이 좀 더 깊은 몰입으로 가고, 그러한 몰입이 수행에서 생각하는 무아지경까지 확장이 된다.

이러한 분리 주시력을 다르게 표현하면 '알아차림'이나 '마음 챙김'이라고 할 수 있다. 주관(1인칭)과 객관(3인칭)이 분리되면서 행위와 말, 생각에 새로운 인식이 생기는 것이다. 그전에는 태풍의 주변에서 계속 휘둘렸다면, 분리 주시력이 높아지니 마치 태풍의 눈처럼 주변에 별의별 일을 봐도 고요함을 유지하게 된다. '이게 참 명상이구나!' 하고 느낀다.

명상은 새가 지저귀고 향기로운, 고요하고 안정된 그런 좋은 환경에서도 잘 되지만, 진짜 필요한 명상은 혼란스러운 상황에서도 내 중심을 잡는 것이다. 이것이 내가 생각하는 '실제적인 명상'이다.

파드마 아사나

[연꽃 자세]

. . .

깨달음을 상징하거나 표현하는 자세입니다.

천 개의 꽃잎이 하나씩 하나씩

모두 만개함을 표현합니다.

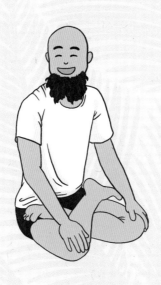

열심히 살수록
왜

더 힘들었을까

몸이 이상이 있다고 느낀 건 고등학교 3학년 때다. 친구들 대부분은 아픈 허리에 수건을 말아 받치고 누워 있는 내 모습을 기억할 거다. 오래 앉아 있으면 허리가 너무 아팠고 통증이 점점 심해졌다. 그런데 이런 증상은 많은 사람이 겪는 일반적인 통증이라 병원에서는 디스크다, 근육이 굳어 있으니 허리에 좋은 운동을 하라는 말만 했다.

대학에 들어가서도 여전히 허리는 아팠지만, 운동을 너무 좋아해 신나게 농구를 했다. 농구 동아리 회장을 맡을 정도로 열정적이었다. 그러다 더 안 좋아져 매일 병원에서 치료를 받아야 했다. 몸이 가장 안 좋아진 건 군대에 가서다. 군대에서는 아파도 쉴 수가 없으니 무리하게 됐고, 결국 무릎 수술을 했다. 치료를 계속했지만, 왜 아픈지 근본적인 원인은 몰랐다. 그렇게 10년 이상을 다람쥐 쳇바퀴 돌 듯 반복했다.

지금 생각해 보면, 내 몸 상태나 체력은 5밖에 안 되는데, 10이라 생각하고 몰아쳤던 것 같다. 내가 봐도 겉으로는 건장한 남성이니 그럴 만도 했다. '더 열심히 하면 되지, 열심히 안 했을 뿐이야!' 잘될 거라는 희망으로 계속 내달렸는데 열심히 해도 실패만 하니 너무 힘들었다. 겉보기에는 멀쩡한데 항상 결과가 안 좋으니 부모님께 죄송하고 친구들에게 부끄러웠다. 20대 후반까지는 그런 시간의 연속이었다.

강직척추염 환우는 무엇보다 스트레칭을 자주 해서 몸을 굳지 않게 해야 하고 충분히 쉬어야 한다. 그때 나에게 필요한 건 열심히 사는 성실함보다 '한량' 같은 삶이었을지 모른다.

몸이 아픈 것도 힘들었지만 더 힘든 건 좌절의 경험이었다. 그래도 최선을 다해, 억지로 버텼는데 항상 어느 순간에는 무너졌다. 몸이 먼저 무너지니 마음이 너무 힘들었다.

요가를
시작하다

제대 후에도 병원에 거의 매일 치료하러 다녔다. 이렇게 살 수는 없다고 생각하며 하루하루를 버티고 있었다. 의사의 권유로 수영을 하러 다녔는데, 어느 날 스포츠센터 안에 있는 큰 거울을 통해 내 몸을 보게 됐다. 거울 속 내 몸은 좌우 균형이 깨진 채 심각하게 틀어져 있었다. 충격적이었다. 뭔가 대책이 필요했다. 체형 교정에 좋은 게 뭔지 곧바로 검색해 봤다.

맨 위에 '요가'라는 단어가 보였다.

2002년 추석 연휴가 시작되기 전날, 집 근처 요가원에서 상담을 받고 요가를 시작했다. 요가를 처음 한 날, '아! 내가 평생 할 거구나!' 하는 느낌이 단번에 왔다. 내 인생의 터닝포인트가 될 것 같은 끌림에서였을까. 아무것도 잘할 수 없었던 나는 그렇게 우연히, 그리고 필연적으로 요가와 만났다.

바라드바자 아사나 2에서 우르드바 하스타 아사나

[골반 교정과 함께하는 기지개 자세]

. . .

골반의 비대칭을 활용해 균형을 찾아가면서

척추를 바르게 세우고

의식을 각성시키는 자세입니다.

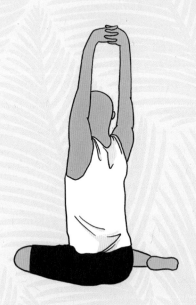

슈랏다

1장 20절 Shraddha virya smriti samadhi prajna purvakah itaresham.
다른 이들의 경우에는, 신념, 에너지, 기억력, 집중, 그리고 지혜를 통해 이 상태를 깨달을 수 있다.

《요가수트라》1장 20절에는 수련의 중요한 개념인 '슈랏다'에 대해 언급되어 있다. **슈랏다**(Shraddha, 신념)는 '요가를 하니 내게 유익할 것이다'는 믿음인데, 이렇게 이해하면 쉽다. 열심히 하지만 유익하지 않다고 생각하면, 요가를 절대 할 수 없을 것이다. 그런데 좀 더 엄밀히 이야기하면, 아헹가 선생님이 해설한 《요가수트라》에도 설명되어 있듯이, 믿음이 본능적이라면 신념은 직관적이다.

이처럼 슈랏다가 있을 때 **비리야**(Virya, 생명력·에너지)가 생기고, **스므리띠**(Smriti, 기억·알아차림)로 이어진다. 스므리띠는 '있는 그대로 기억한다'는 의미다. 있는 그대로 기억하고 받아들이면 **사마디**(Samadhi, 마음의 평화)가 온다. '아, 이 상황이 그렇구나!' 라고 있는 그대로 받아들이게 되면 마음이 편안해지고 **프라갸** (Prajna, 지혜)가 생긴다.

신념이 부족해서 에너지가 약해지면 자기 마음대로 왜곡해 기억하게 된다. 피해망상을 하거나 자격지심을 느껴 오히려 마음이 불편해지기도 한다.

세상의
선입견이

가득한
길로

2000년대 초만 해도 요가를 한다고 하면, 세상을 등지고 자기 세계에 갇혀 살거나 도에 빠진 사람이라고 생각할 정도로 선입견이 컸다. 처음에는 나도 요가를 직업으로 하고 싶지는 않았다. 좋아서 시작했는데 일로 하게 되면 아무래도 스트레스를 받게 될 것 같아 피하고 싶었다. 요가를 하겠다고 말씀드리던 날, 많이 속상해하셨던 부모님 얼굴이 아직도 뚜렷하다. 기대가 컸던 아들이 갑자기 사람들이 수군대는 일을 하겠다니. 몸은 아프고 뭘 하든 결과가 안 좋아서, 나도 잘해 보려고 요가라도 하겠다는 건데…. 나는 나대로, 내 마음을 몰라주는 부모님이 서운했다. 세상의 선입견은 크고 부모님은 반대하는 길로, 걷기 시작했다.

가르쳐 보니

바닥이
드러나다

처음에는 생활 요가로 시작했다. 그래서인지 몸에 별 무리가 없었다. 한창 열심히 배우고 있었는데 원정혜 선생님이 유명해지면서 요가 붐이 일었다. 사람들이 전국에 있는 요가원에 예비 등록을 하고 대기할 정도였다. 대단한 열풍이었다. 그러자 요가원에서는 강사를 구하는 일이 시급해졌다.

내가 누군가를 가르치는 경험을 해본 건 대학 때, 수영 라이프가드 자격증을 따고 강사 교육과정을 이수하면서 지도법에 관해 배운 게 다였다. 그때 나는 지도자 과정을 하고 있어서 자격증이 없었지만, 상황이 급하니 일단 두 명이 한 팀으로 수업을 맡게 되었다. 요가가 처음으로 대중적인 인기를 끌게 되면서 반사이익을 본 것이다.

팀을 이루는 선생님이 앞에서 시연하면 나는 설명하면서 수강생들의 자세 교정을 도와주었다. 새벽에는 지도자 과정 수업을 듣고 저녁에는 앵무새처럼 요가를 가르치며 한참을 그렇게 보냈다. 자격이 안 되었지만 환경이 좋은 덕에 수업을 맡게 됐는데, 가르쳐 보니 정작 내가 아는 게 아무것도 없다는 걸 금방 알게 되었다. 한마디로 바닥이 드러난 것 같았다.

공부와 수행의 중요함을 다시 한번 느끼는 계기였다. 요가를 가르치기 위해서는 일단 우리 몸을 잘 이해하는 게 기본이다. 해부학을 비롯해 이론적인 지식을 쌓기 위한 공부를 충분히 했다. 또 좋은 선생님들이 진행하는 워크숍이 있으면 쫓아다니면서 다양하게 경험을 쌓아 갔다.

다시
수련으로

2005년부터 요가원을 직접 운영했다. 주말이면 서울에 가서 워크숍을 들었는데, 그러다 바유 선생님을 만났다. 대부분 요가를 가르치는 사람은 인문학적 소양이 깊다. 이공계 출신인 나는 그런 면에서 조금 약하기도 하고 또 어떤 부분에서는 잘 안 맞아 어려움이 있었다. 그런데 약사인 바유 선생님이 하는 설명은 너무나 명확하고 간결했다. 정말 '다른' 분이라는 느낌이 들었다. 선생님이라면 믿고 배울 수 있겠다는 끌림이 일었다.

요가원을 운영하는 일은 생각보다 만만치 않았다. 신경 쓰고 챙겨야 할 일이 많아서 이전보다 수련에 집중하기 어려웠다. 이런저런 고민을 하고 있었는데, 마침 바유 선생님이 고향으로

내려가서서 부모님 집 거실에서 소수 인원으로 요가를 가르치
신다는 소식을 들었다. 내가 진정으로 바라던 수업이었다.

운영하던 요가원을 정리했다. 2008년 5월 부처님오신날, 바유
선생님께 연락을 드리고 머리를 밀고 짐을 싸서 부산으로 내려
갔다. 수련에 다시 온전히 집중하게 되었다.

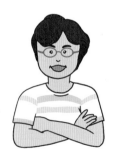

바유Vayu **정두화 선생님** ────────

저에게 요가의 기초와 기본을 가르쳐 주시고 다져 주신
어머니 같은 선생님입니다. 항상 감사합니다. 산띠.

여러
요가를

경험하다

크리슈나마차리야는 인도 최고의 요가 마스터이다. 그분에게
30년 동안 요가를 배우신 분이 아쉬탕가 요가^{Ashtanga Yoga}를 만들
었고, 그분의 처남이 아헹가 요가^{Iyengar Yoga}를, 그분의 아들과 손
자가 비니 요가^{Vini Yoga}를 이었다. 처음으로 인도에 간 건 바유 선
생님과 부산에서 아쉬탕가 요가를 수련할 때였다. 요가의 본고
장에 간 만큼 대표적으로 손꼽히는 요가들의 오리진이 궁금해
우선 한 달 동안 비니 요가 TTC를 했다. 비니 요가는 소프트한
아사나 중심으로 호흡을 중요시하는 스타일이었다. 그다음에
는 마이소르로 가서 아쉬탕가와 함께 아헹가 요가도 배웠다.

요가를 배우다 보면, 나에게 어떤 스타일이 맞는지 알게 된다.

동작을 역동적으로 연결하는 게 더 잘 맞는 사람도 있고, 어떤 사람은 한 동작을 오래 유지하면서 자세의 깊이를 느끼는 스타일을 좋아한다. 여러 가지 요가를 다 경험해 보니, 나는 비니 요가가 잘 맞는다는 걸 알게 됐다. 그런데 비니 요가는 개인 맞춤 요가라, 말 그대로 한 사람만 가르친다. 평소 일대일 티칭보다 여럿이 함께 수련하는 걸 좋아하는 나로서는 아쉬움이 있었다.

독주도 좋지만 다양한 사람들의 에너지가 모여 조화를 이루는 수련, 여러 명을 동시에 가르치면서도 수련자 각자가 원하는 걸 만족시킬 수 있는 요가가 없을까? 그게 바로 '하타 요가'였다.

하타 요가는 같은 동작을 하더라도 사람마다 1단계, 2단계, 3단계, 4단계, 5단계… 자신이 할 수 있는 범위 내에서 유지하면서 머무른다.

인도에는 별의별 요가가 다 있다. 웃음 요가, 밧줄 요가, 나무를 타고 올라가는 요가도 있다. 이렇게 여러 요가를 접하고 다양한 세계에서 수련해 온 요기들을 만나면서 내가 뭘 좋아하는지, 내가 뭘 해야 하는지를 알게 되었다.

서른
중반의

일

요가 수련을 열심히 해서 건강해지는 것 같았지만 무리한 탓인지 결과적으로 몸은 더 안 좋아졌다. 그러다 발목이 심하게 아파서 정형외과를 찾았다. 의사는 특별한 이유는 없으니 시간이 가면 나을 거라고 했다. 그런데 시간이 지나도 전혀 좋아지지 않았다. 원인을 알아보기 위해 큰 병원에서 MRI와 유전자 검사를 받았다.

"전형적인 강직척추염입니다."

한번도, 생각도 해본 적 없는 진단 결과였다. 이 병은 척추에 염증이 발생하여 점차 척추 마디가 굳어지는 만성적인 척추관절

Chapter 1

4
4

병이다. 염증이 온몸의 혈액을 타고 돌며 몸의 가장 약한 부분 관절을 공격해 퍼져간다. 보통 성장기에 시작되는데 그런 줄도 모르고 수년을 지내다 보니, 이미 천장관절 염증이 시작된 상태였다. 목발을 짚고 온 나에게 의사가 말한다.

"군대 다녀오셨어요? 이 병은 군대 안 가도 되는데요. 선천적 희귀 질환이에요."

절실함

아픈 이유가 희귀병 때문이라니…. 이미 무릎 수술은 세 차례나 했고, 골반과 허리가 아픈 건 요가를 열심히 해서 그런 줄 알았는데…. 비로소 알게 됐다. 선천적으로 약한 몸을 가지고 있는 나는 아쉬탕가처럼 역동적이고 칼로리 소비가 많은 수련은 맞지 않는다는 것을. 무엇보다 척추의 유연성을 키우는 게 중요하고 체력적으로 부담이 적은 수련이 필요했다.

10년 넘게 나를 괴롭힌 통증의 원인을 알게 되고 참 많이 힘들었지만, 요가를 그만둬야겠다는 생각은 안 들었다. 이제는 알았으니, 내 몸 상태에 맞게 제대로 수련해서 심리적인 안정을 찾고 싶다는 마음만이 더 간절해졌다. 그러기 위해서는 후굴 동작을 제대로 하고 싶었다.

후굴 아사나가 취약했던 나는 2011년 여름, 지인의 소개로 제주도에 계신 한주훈 선생님을 찾아뵈었다. 그해 겨울, 인도에 다녀온 후 이듬해 2월 제주도로 내려갔다. 36개월 동안 선생님께 하타 요가를 배웠다.

행복을
느끼는

기준

질투는 고통에 가까운 감정이다. 대부분 가까이 있는 사람의 고통에 기뻐하고, 멀리 있는 사람의 고통에는 슬퍼한다고 한다. 무서운 말이지만, 친한 사람이 잘됐을 때 배 아파하는 사람들이 많은 걸 보면 맞는 것 같기도 하다. 그렇다고 해서 질투가 부정적인 면만 있는 건 아니다. 스스로 분발하게 하는 에너지원이 될 때도 많다. 다만, 그 에너지가 어떤 해결점을 찾아 연결되는지, 아니면 그냥 내 감정을 갉아먹느냐에 따라 긍정적으로 작용할 수도, 부정적으로 작용할 수도 있다. 그 차이가 있을 뿐이다.

막내로 태어나 받는 게 익숙해서인지, 나도 질투심과 시기가 무척 강한 편이다. 어떤 사람을 시기하고 질투하면 그 사람을 깔아뭉개는 뒷담화를 하기도 했다. 수련하면서도 내가 질투하는 사람보다 더 잘하고 싶다는 마음이 커서, 잘하는 아사나를 할 때는 행복하고 그렇지 않으면 불행했다. 행복을 느끼는 기준이 타인에 의해 좌우됐던 거다.

항상 비교하고 경쟁하며 내 마음은 천국과 지옥을 오갔다. 그러다 알게 됐다. 아사나를 잘하고 싶다면 더 잘하는 사람을 인정하고 스스로에게 집중해야 한다는 걸….

여전히 누군가를 질투하는 마음이 들 때도 있지만, 이제는 안다. 나 자신에게 온전히 집중하고 몰입해야 한다는 걸. 그러면 그 사람과 상관없이 만족을 느끼고 평화로워진다. 요가를 통해 얻은, 내 삶에 실질적으로 도움이 되는 깨달음이다.

받아들이는
힘

키우기

마음은 나의 생존을 위해 계속 판단한다. 이 자연스러운 작용을 통해 인간은 행복과 고통을 무한 반복해 경험한다. 여기서 자유로워지고 싶다면, 생각을 멈추는 연습을 해야 한다.

요즘은 가성비를 많이 따진다. 투자를 많이 하면 당연히 기대치가 높아진다. 그러면 마음이 불편해질 수밖에 없다. 진정 큰 것을 놓칠 수 있다. 특히 인간관계에서는 더 심하다. 내가 잘해 주면 당연히 그 사람도 나에게 잘해 줄 거라고 믿지만 항상 그렇지는 않다.

나와 에너지(기질, 성향)가 맞으면 좋고 아니면 불편하다. 그래서 세상이 공평하다. 맞는 사람이 있고 그렇지 않은 사람이 있으니. 맞고 안 맞음은 그냥 받아들여야 한다. 받아들이려면 '육체적 에너지'와 '마음의 여유'가 필요하다. 컨디션이 좋을 때는 다 괜찮지만 그렇지 않을 때는 힘드니 말이다. 그래서 수련이 필요하다. 살아가는 데 도움이 된다.

요가 수련에 있어서 힘든 순간에서의 받아들임은 필수적이다. 그래야 불필요한 긴장이 풀리면서 진짜로 집중해야 할 곳에 에너지를 몰입할 수 있다. 자연스럽게 몸도 건강해지고 의식의 성장도 따라온다.

티리앙 무코타나 아사나 도움

[서서 하는 깊은 후굴 자세]

. . .

하체를 굳건하게 하면서

척추 마디마디 전체를 펴지게 하는 자세입니다.

이 아사나를 성취하기 위해서는

무엇보다 선생님에 대한 신뢰가 필요합니다.

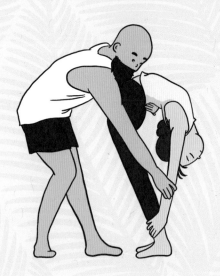

최고에게
배워라

무엇을 하든 최고에게 배워야 한다는 생각이 있었다. 그런 배움을 찾기 위해 많이 헤맸던 것 같다. 요가 지도자 자격증을 취득한 후에도 한동안 주말마다 유명하고 실력 있다는 선생님들을 찾아 워크숍에 참여했다. 그러면서 자연스럽게 안목이 생겼는데, 인도에 다녀온 후에는 더 분명해졌다.

내가 생각하는 최고의 선생님은 지금, 이 순간 학생에게 필요한 것을 스스로 찾도록 영감을 주는 사람이다. 막연하게 열심히 수련하도록 독려하는 것보다 더 중요하다. 그러기 위해서는 여러 선생님을 만나보며 안목을 키우는 연습도 필요하다. 한 분께 오래 배우는 게 '도리'라고 여겨졌던 때도 있지만 지금은 인식이 많이 달라졌고, 또 같은 선생님에게 배울 때 오는 한계도 있을 수 있으니.

그런데 더 중요한 건 수련자의 마음이다. 마음이 열리지 않으면 아무리 특별한 선생님에게 배워도 소용이 없다. 가슴이 열려야 마음이 열리고, 마음이 열려야 내면의 소리가 들린다. 그래서 하타 요가는 뒷몸(척추 신장, 가슴 확장) 위주의 동작으로 수련한다.

지금 생각해도 나 혼자는 힘들었을 거다. 좋은 선생님이 이끌어줘야 하고 나를 비추는 거울 같은 도반들이 있어야 한다. 인간은 관계 속에서 자기 자신을 정의하는 사회적 존재이기 때문이다. 요가 수련뿐만 아니라 무엇을 하든 여러 선생님을 만나 다양한 배움을 가져보면 좋겠다. 그러다 보면, 정말 나에게 필요한 게 무엇인지를 알게 될 것이다. 결정은 그다음에 해도 늦지 않다.

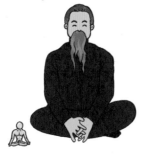

한주훈 선생님

저의 모든 가능성과 잠재력,
그리고 의식의 확장까지 이끌어 주신 선생님입니다.

단순함의
힘

단순할수록 진리에 가깝다는 말이 있다. 항상 가슴 깊이 되새기면서 살아간다. 가르침도 단순할수록 효과가 탁월하다. 집중은 잘 될 때는 그냥 하면 되고, 그렇지 않을 때는 '오직 척추만 바르게 세운다'에 전념하면 자연스럽게 깊은 명상으로 이어진다. 이런 가르침은 책에서 배울 수 없다. 오직 선생님의 체험에서 나온 가르침이다. 체험에서 나온 말은 힘이 있다. 마음을 열고 귀 기울여 따르기만 하면 된다.

Chapter 2

쏜아붓기

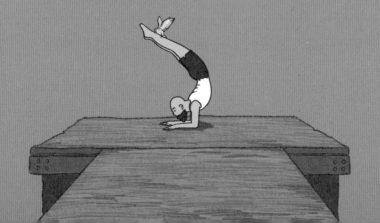

모든
계절이

다 좋다

사람들은 좋아하는 것과 싫어하는 것 사이에서 방황한다. 여름을 좋아하는 사람이 있는가 하면, 겨울을 좋아하는 사람이 있다. 요가를 하다 보니 모든 계절이 다 좋아진다. 아마도 내가 감당할 에너지가 생겨서인 것 같다. 좋아하는 것을 잘하기 위해서는 때론 싫어하는 것도 환영해야 한다. 좋아하는 걸 하면서 사는 인생, 얼마나 좋은가.

편안하고 안전한

하타 요가의
시퀀스

몸과 마음의 평온에 이르는 핵심은 척추를 각성시키는 것이다.
척추의 각성을 위한 단계별 접근이 하타 요가의 핵심이다.

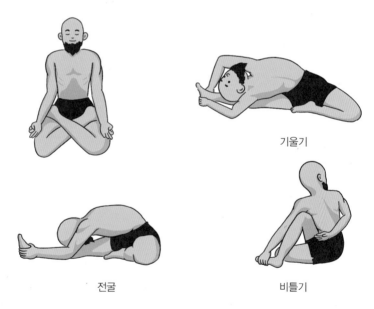

기울기

전굴

비틀기

- **기울기**로 의식을 확장해 수련을 준비한다.
- **후굴**로 본격적으로 에너지를 각성시켜
- **전굴**로 자신의 내면을 만나고
- **비틀기**로 다양성을 포용하며
- **도립**으로 온전히 자신에게 집중, 몰입해서
- **휴식**으로 그 모든 것들을 초월해 본다.

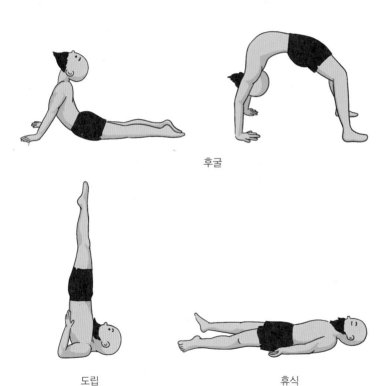

후굴

도립   휴식

누구나
잘하는

하나는
있다

수련하면서 힘들어서 도망치고 싶었던 때… 생각해 보면 너무 많다. 그런데 삶을 객관화해 보니 내가 할 수 있는 건 요가밖에 없었다. 몇 개월 동안 직업훈련으로 기술도 배웠지만, 몸이 너무 약해서 그런 일을 할 수도 없었다. 단순노동도 할 수 없는 몸이었던 거다. 스펙도 없고 어디 가서 할 수 있는 게 아무것도 없는, 무서운 순간이다. 어릴 때는 장밋빛 미래를 꿈꾸지만, 사회에 나오면 자신을 철저히 객관적으로 바라볼 수밖에 없는 시점이 온다. 생존이 달려있다고 느끼는 때다.

지도자 자격증을 땄지만, 처음에는 아예 수업을 맡을 수 없었다. 남성이라는 이유에서였다. 지금은 요가를 하는 남성이 조금 늘긴 했지만, 그 당시에는 요가를 가르치는 사람도, 배우는 사람도 거의 다 여성이었다. 그런데 실제로 수업을 해보니 의외로 사람들 반응이 좋았다. 조금 나이가 드신 분들이 참여하는 요가 수업에 가면 난 스타였다. 수련을 열심히 하면서 자세 교정을 잘해 드리니 기특하게 봐주셨다. 특히 경로당에서는 슈퍼스타였다. 조금 부끄럽지만, 요가에서는 이런 희소성의 원리에서 내가 상품성이 있었던 것 같다.

도망칠 데가 없어 요가만 계속해야 했던 시간들. 하지만 이런 절박함은 어떤 면에서는 긍정적인 자극이 됐다. '나는 요가밖에 할 게 없다. 되게 힘들고 아직 인정도 못 받지만, 더 잘할 수 있을 것 같다'라고. 요가만은 자신이 있었다.

오만이라는 감정은 사람을 망칠 수 있지만, '스스로 조절할 수 있는' 근자감은 때론 나아가는 힘이 된다. 내가 그랬던 것 같다. 절박함에서 나온 근자감은 본격적으로 요가를 하겠다고 결심하는 데 큰 동기 부여가 되었다.

내가
진정

원하는 것

고전적인 요가는 대개 한 자세를 오래 유지하는 스타일인데 시대가 변하면서 다양하게 발전하였다. 특히 서구에서는 다이나믹한 요가를 좋아하는데, 대표적으로는 아쉬탕가 빈야사 요가 Ashtanga Vinyasa Yoga가 센세이션을 일으키며 현대 요가의 트렌드가 되었다.

단정적으로 말하기는 어렵지만, 하타 요가는 정적인 아사나가 많다. 다이나믹한 요가가 정해진 매뉴얼로 구성된 아사나의 시퀀스에 따라 수업이 진행되는 반면, 하타 요가는 보이는 매뉴얼이 아니라 에너지의 흐름이나 분위기로 이끌어야 하는 부분이 많다. 고전적인 요가 스타일에 가장 가깝다. 하타 요가를 경험해 본 사람은 알겠지만, 가만히 있는 상태에서 수련자들을 집중시키려면 선생님의 역량이 중요하다. 수업을 이끌 만한 준비가 충분히 안 되어 있으면 배우는 사람도 어렵게 느낄 수 있다.

수련할 때 중요한 건, '이 아사나가 나에게 필요한지 아닌지'를 판단하고 선택하는 거다. 또 같은 아사나를 가르쳐도 선생님마다 다 다르고, 전달하는 메시지도 다르다. 그래서 요가의 스타일보다 '어떤 선생님을 만나는가'가 더 중요하다. 가만히 생각해 보자. 지금 나에게 필요한 건 무엇인지.

안타라 반다 라자카포타 아사나 도움

[무릎 안쪽을 완벽하게 붙이고 하는 왕비둘기 자세]

. . .

하타 요가의 정수는

안타라 반다를 통해 얻을 수 있습니다.

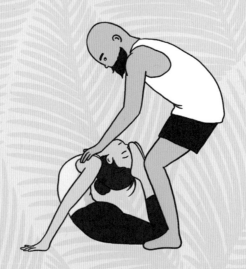

무대
공포증

극복

요가 지도자 과정 커리큘럼에는 수련자들이 무대에서 시연하며 직접 가르쳐 보는 실습 시간이 있다. 무대에 익숙한 사람도 있지만 그렇지 못한 사람은 너무 긴장해서 펑펑 울기도 한다.

소위 무대 체질과 그렇지 않은 사람이 있다. 나는 소심함을 극복하고 자신감을 키우는 방법으로 매일 수련하기를 선택했다. 오늘도 내가 할 수 있는 만큼 한다. 또, 항상 사람들 앞에 서야 하기에 오늘 제대로 수련을 하고 수업에 임하면 그만큼 자신감이 있다. 약간 떳떳하다고나 할까? 나 자신을 믿는 마음은 자연스럽게 수업의 밑거름이 된다. 반대로 수련이 부족해 불편한 상태이면 사람들 앞에 섰을 때 위축된다.

내가 무대 공포증을 극복한 건 요가를 하면서 얻은 외적인 성취 덕분이다. 남보다 이거 하나는 잘한다는 성취가 자신감으로 이어지는 것 같다. 원했던 아사나를 하나씩 하게 되고, 보여줄 수 있다는 자신감이 외향적인 성향을 키우는 데 도움이 됐지만, 타고나길 나는 내향적이다. 무대에 서면 지금도 소심해진다.

나도

간다 베룬다를
하고 싶다

'생사를 초월하는 자세'

'간다 베룬다 아사나'에 담긴 의미다. 내가 하타 요가 수련을 선택한 이유 중 하나는 후굴 아사나를 잘하고 싶어서였다. 특히 '간다 베룬다'이다. 처음으로 제주도에 수련하러 갔을 때 한주훈 선생님은 바로 눈앞에서 역 접근 간다 베룬다 시범을 보여주셨다. 유연성의 최고봉이라고 불리는 이 아사나를 본 순간, 너무나 충격적이었다. 이런 아사나를 하는 사람이 있다니, 책에서만 보았는데….

선생님에게 배우면 나도 할 수 있겠다는 생각이 들었다. 본 대로 받아들이니 확실한 목표가 생긴 거다. 또 마음 한편에서는 '이걸 해내면 요가계에서 대우를 좀 받겠구나' 하는 현실적인 이유도 있었던 것 같다. 막연하지만 그것만 해내면 모든 게 잘 될 것 같은, 그런 믿음이 있었다. 몸이 아프다는 걸 알게 되니 내가 할 수 없는 것에 대한 동경이 커졌다. 그만큼 간다 베룬다에 대한 간절함도 더 커져만 갔다.

그때부터 매일 수련을 했다. 그런데 아무리 애를 써도 안 됐다. 그러다 어느 날 꿈속에서 간다 베룬다를 했다. 너무 생생해서 꿈이 아니길 바라며 눈을 떴다. 선생님에게 꿈 이야기를 했더니, "네가 꿈속에서도 이루고 싶은 거라면 적어도 3년 안에 할 수 있다."라고 말씀하셨다. 다시 한번 큰 용기를 가지게 되었다.

지금까지 간다 베룬다를 하는 꿈을 여러 번 꿨다. 최근에도 꿈속에서 했다. 이전에는 '이게 꿈이 아니었으면…' 하면서 깼다 면, 지금은 '(내가 할 수 있지만) 이렇게 쉬운 건 아닌데…' 하면서 깬다. 그만큼 간다 베룬다는 나에게 특별한 아사나이다.

간다 베룬다 아사나

[가슴과 목으로 조절하는 깊은 후굴 자세]

. . .

기도가 압박으로 인해 정화되고 열리는 자세입니다.

하지만 처음에는 숨이 막혀 죽음의 공포를 체험하게 되고

그 통찰을 통해 생사가 여여하다는

깨달음을 얻을 수 있습니다.

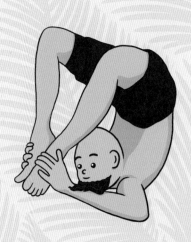

대신해 줄 수
없다

선생님은 그 많은 아사나 중에 왜 간다 베룬다 시범을 가장 먼저 보여주셨을까? 사실 지금도 잘 모르겠다. 그때 나는 맹목적으로 희망을 걸 수 있는 어떤 돌파구가 절대적으로 필요했다. 어쩌면 선생님은 내가 절실하게 원하는 걸 직관적으로 아셨던 건 아닐까.

하루에 세 번, 엄격한 수련이 시작되었다. 처음에는 뭣도 모르고 '드디어 찾았다. 여기에만 있으면 다 될 거야. 선생님이 만들어 주시겠지!' 하고 생각했다. 큰 존재에게 의지해 그가 모든 걸 해결해 주었으면 하고 바랄 때가 있다. 나 역시 그랬다. 그런데 수련은 그 누구도 대신해 줄 수 없다. 원하는 게 있으면 스스로 찾아야 하고, 스스로 얻어야 했다. 게다가 어떤 때에는 엄격한 가르침이 너무나 서운했다.

찻자리에서 아주 조심스럽게 내 병을 말씀드렸더니 선생님은 딱 한마디만 하셨다. "그거 다 요가로 해결할 수 있다." 내가 아프다는 걸 알게 되면 사람들은 위로하거나 그런 몸으로 요가를 하는 게 대단하다고 말했는데, 선생님의 반응은 전혀 달랐다. 전혀 개의치 않으셨다. 무조건 수련에만 매진하면 원하는 걸 이룰 수 있으리라는 믿음을 다시 한번 갖게 되었다.

원하는 아사나를 할 수 있고 없고가 중요한 게 아니다. 내가 무언가에 집중하고 몰입할 수 있는지 없는지가 핵심이다. 에너지 prana를 잘 조절하고 집중하면 잘될 수밖에 없다. 이는 일의 성사보다도 자신을 온전히 이해하고 받아들이게 된다는 점에서 더 큰 의의가 있다. 그러면 자신의 숙명 같은 예지력이 생긴다. '내 길은 이것이구나!'

그럼 묵묵히 걸어가기만 하면 된다.

드롭 백&컴 업

108번의
힘

'후굴랜드'라고 불릴 만큼 제주도에서의 수련은 후굴 중심이었다. 그전에는 보통 90분 수련을 하는 동안 후반부 10분 후굴 연습을 했는데, 제주도에서는 40분 정도 온전히 집중하니 자연스럽게 후굴 아사나가 좋아졌다. 4년간 매일 연습해도 안 되던 '드롭 백&컴 업'을 하루에 두 번, 집중해서 수련한 지 한 달 만에 완벽하지는 않지만 할 수 있게 되었다. 몸 상태에 맞춰 새벽에 50번, 오전에 60번, 저녁에 50번을 했더니 그해 여름부터는 108번을 쉬지 않고 하게 되었다.

잘 타고 나는 게 제일 좋지만, 어떤 면에서 내 존재를 성장시키는 것은 결핍과 절실함이다. 남들과 다른 몸을 가지고 태어난

것에 대해 원망하기도, 절망하기도 했지만 드롭 백&컴 업 108번을 하게 되면서 나 자신을 믿게 되었고 남들에게도 인정받기 시작했다. 한동안 주말마다 108번씩 수련했다.

108번이란 요가에서 '전체', '온전함'을 의미한다. 드롭 백&컴 업 108번을 한 후 앞으로 숙여 호흡을 다듬으면 내 심장 소리가 천둥 치는 것처럼 들린다. 심장 박동을 느끼며 살아있음을 확연히 느끼는 순간이다. 그리고 조금 놀라운 경험도 했다. 108번 수련에 완전하게 몰입하면서 무아지경의 순간을 체험했다. 그 경험을 통해 새롭고 폭넓은 인식이 생기니 내가 얼마나 에고 중심적으로 살아왔는지 알게 되었다. 내가 하고 싶고, 필요한 것에 집중하면 된다. 그동안 불필요한 것들에 시간과 에너지를 소모했으니 당연히 안 됐지. 성찰이 따라왔다.

지난주 제주도에 내려가서 한주훈 선생님과 드롭 백&컴 업을 243번 수련했다. 다음 목표는 360번이라고 말씀하셨다. 선생님과 같이 수련하는 분들 덕분에 200번의 한계를 넘어설 수 있었다. 나도 내 수련과 수업이 누군가에게 작은 도움이 되기를 바라는 마음으로 한다. 그래서인지 힘들어도 끝까지 마칠 수 있게 된다. 마치 기도의 힘인 것처럼.

드롭 백&컴 업

[프라나, 에너지의 전체적 순환을 도와주는 자세]

. . .

수련의 지표가 되는 자세입니다.

스스로 드롭 백&컴 업을 할 수 있는지를 보고

수련자는 그다음으로 나갈 것인가,

아니면 좀 더 머물 것인가를 알게 됩니다.

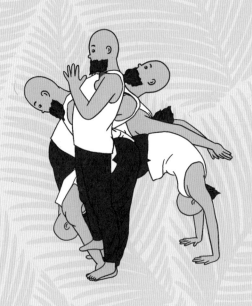

머리서기
15분의

깨달음

제주도에서 수련할 때 잘하고 싶은 마음이 앞서 욕심을 내다 목을 심하게 다쳤다. 선생님은 그래도 나와서 수련하라고 하셨다. '목에 부담이 안 되는 수련을 시키시겠지. 워낙 경험이 많으시니…' 선생님을 믿고 수련장에 갔다. 그런데 들어가자마자 이렇게 말씀하신다.

"움직임 없이 머리서기 15분!"

"목이 아프니 다른 거 하겠습니다." 다른 선생님이라면 이런 말이라도 했을 텐데, 분위기에 압도돼 나도 모르게 머리서기를 했다. 머리서기의 핵심은 집중력을 끌어올려 균형을 잡는 것이다. 중력의 법칙상, 몸을 최대한 일직선으로 하면 아무런 힘이 안 들어간다. 몸이 틀어지면 많은 힘을 써야 자세를 유지할 수 있지만, 딱 일직선이 되면 별로 힘이 안 든다.

나는 의식이 완전히 고양되어 머리서기를 완벽하게 해냈다. 하나도 힘들지 않게 15분 이상을 유지했다. 그리고 '완전 몰입'이라는 특별한 체험을 또 한 번 했다.

머리서기는 그전에도 30분 이상 할 수 있었지만 그때는 대부분 근력으로, 몸이 틀어진 상태로 했다. 그리고는 잘한다고 착각했던 것 같다. 이날은 목이 아프니 완벽하게 일직선을 찾을 수밖에 없었다. 조금만 틀어져도 그 자세를 유지할 수 없고 말할 수 없이 아프기 때문이다. 완전히 몰입하니 시간이 금방 갔다. 내 안의 틀이 깨지는 느낌이었다.

뭔가 얻을 수 있다고 생각했는데 잘 안 되면 아주 쉬운 방법은 남 탓을 하는 거다. 아니면 환경 탓. 물론 정말 그런 이유에서일 수도 있다. 주변 영향을 받으며 살 수밖에 없으니 그렇게 생각하면 마음이 편하다. 나도 뭔가 잘 안되면 그 원인을 외부로 돌렸었다. 그런데 내 마음 깊은 곳에서는 알고 있다. 그게 아니라는 것을. 인간관계에서도 마찬가지다.

뭔가를 탓하지 말자. 그냥 주어진 조건에서, 내가 할 수 있는 범위 내에서 모든 힘을 쏟아보자. 내 바람보다 멋진 일이 일어날 수도 있다.

살람바 시르사 아사나

[받친 머리서기 자세]

· · ·

우리는 항상 선택의 순간에 직면합니다.

그때 실제로 필요한 것은 에너지의 여유입니다.

머리서기는 에너지 충전에 도움이 되는 자세입니다.

중요한 결정을 앞두고 있다면,

머리서기를 통해 에너지를 충분히 충전한 다음

선택하는 것을 추천합니다.

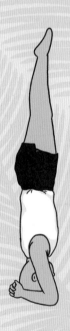

마음의
힘

키우기

《요가수트라》는 이렇게 4개의 장으로 구성되어 있다. 아주 오래전 언어로 적혀있고 시처럼 비유와 상징이 많아 누군가의 설명이 있어야 이해하기 수월하다. 요가의 기본 체계이자 실제 수련 방법은 8단계로 나뉘는데, 깨달음을 얻게 되는 '사마디'가 가장 마지막 단계다.

야마Yama: 금계. 하지 않아도 되는 것을 안 한다.

니야마Niyama: 권계. 하면 좋은 것을 실천한다.

아사나Asana: 자세. 몸을 건강하게 유지한다.

프라나야마Pranayama: 호흡 조절. 호흡을 확장한다.

프라티야하라Pratyahara: 감각 회귀. 감각을 조절한다.

다라나Dharana: 집중. 몰입한다.

디야나Dhiyana: 분리 주시. 떼어놓고 바라본다.

사마디Samadhi: 깨달음, 초월. 단순히 그 자체로 있는 것.

- 우리는 하지 않아도 되는 것을 많이 한다. 특히 잡생각이나 고민 등이다. **야마**는 불필요한 일을 안 하는 것이다.
- **니야마**는 야마보다는 좀 쉽다. 하면 좋은 것을 실천하는 일이니.
- **아사나**는 내 몸을 바르게 하는 것을 말한다. 몸을 바르게 한 상태에서,
- **프라나야마**. 몸이 수축된 상태에서는 호흡하기 힘들다.
- 프라나야마로 에너지가 생기면 **프라티야하라**. 나의 감각들이 조절되기 시작하고,
- 그 감각이 한 점에 모이는 것이 **다라나**이다.
- 다라나에서 좀 더 다각적인 **디야나**로 분리 주시.
- 그러면 자연스럽게 **사마디**… 부동을 통해서 온전한 나를 만

나게 된다.

요가의 스타일마다 집중하는 곳이 다른데 하타 요가는 '척추'에 집중한다. 이 8단계를 제주도 수련에서는 단순하게 **집중-주시-부동**이라고 표현한다. 나의 의식을 내 몸 한 점에 집중하면 몸 전체로 의식이 확장된다. 그래서 중심부인 척추만 바르게 세우면 '집중'이라는 행위를 통해서 나의 존재 전체를 좀 더 깊이 있고 다각적으로 바라보게 된다.

세상을 다르게 보려면, 우선 나 자신을 바라보는 관점이 바뀌어야 한다. 그러기 위해서는 '집중'과 함께 '분리 주시'를 해야 한다. 그리고 무언가 제대로 느끼려면 마구 움직이면 잘 모르게 되니, '부동'이 필요하다.

어떤 일의 성취는 집중하는 힘의 유지와 깊이에 달려있다. 이 모든 것은 힘power 또는 에너지prana에서 비롯되는데, 육체의 힘인 근력처럼 '마음의 힘'인 분리 주시력을 키우는 게 필요하다.

살람바 사르반가 아사나

[받친 전신 자세]

. . .

모든 것을 이롭게 하는 자세입니다.

특히, 언어의 분별과 마음의 힘을 키울 수 있습니다.

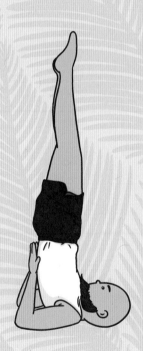

그래,

인도로
가자

제주도에서 수련을 시작하고 처음 1년 동안은 정말 너무 좋았다. 배움에 몰입하다 보니 시간이 어떻게 가는지 모를 정도였다. 그전에는 몰랐던 내 안의 잠재력이 다 깨어나 터지는 것 같았다. 그렇게 배운 것을 단단하게 다지며 한 해를 더 보냈다. 그런데 수련 3년 차가 되면서 왠지 모를 한계에 부딪힌다는 느낌이 들었다. 열심히 수련하지만, 발전이 없다는 생각이 들어서였다. 그렇다고 특별히 갈 곳도 없어서 막연하게 수련을 계속하고 있었다. 그해 아버지가 돌아가셨다. 여러모로 힘든 해였다. 나는 자연스럽게 제주도 생활을 정리했다.

'인도로 가자'

매너리즘을 벗어날 변화가 필요했다. 쉬지 않고 몰아붙인 몸도 좀 쉬고 싶었다. 그전에도 여러 번 인도에 갔지만 돈 걱정 안 하고 편안하게 수련만 한 적이 없어서 경제적인 어려움 없이 수련하는 게 꿈이기도 했다. 나는 아버지가 주신 유산과 큰 누님의 도움으로 인도에 갈 용기를 내게 되었다.

인도의 요가원에는 세계 여러 나라에서 온 친구들이 모인다. 그들과 인생 스토리를 나누고, 정말 맑은 음식을 먹으면서 마음도 쉬게 했다. 오전에는 수련하고 오후에는 개인 지도를 받았다. 낯선 곳에서 일상을 보내니 세상을 좀 더 넓게 바라보게 되었다. 또 그렇게 여유 있게 지내니 제주도에서 선생님이 주신 가르침이 비로소 내 것이 되는 느낌이 들었다. 그동안은 원하는 만큼 결과가 안 나와서 조급해하고 빨리 이루고만 싶어 급급했는데, 혼자 있는 시간을 가지니 그전까지는 잘 안 보였던 가르침이 내 안에 채워졌다.

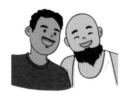

인도 마이소르에서 만난 Sukesh Raj 선생님 —————
친구처럼 편안하고
제가 하고 싶은 모든 것을 도와준 선생님입니다.

인도에
요기들이 많은

진짜 이유

인도에는 요기들이 많다. 보통 식당 주방장 월급이 25만 원, 대학교수는 50만 원 정도다. 그런데 외국에서 요가를 배우러 온 사람들은 한 달에 거의 50만 원의 수강료를 낸다. 조금 적나라하게 얘기하면, 인도에서 요가는 돈이 된다. 돈이 되니 가르치는 사람들이 많을 수밖에 없다. 그러다 보니 훌륭한 요기도 많고 좋은 선생님도 많다. 좋은 점은, 그 수가 엄청나게 많은 만큼 자연스럽게 옥석이 가려져 내가 원하는 선생님을 찾을 수 있다. 내가 본 인도는 어마어마한 큰 나라인데 영적이면서 세속적이다.

마이뜨리,
릴랙스!

선천적으로 몸이 뻣뻣하다 보니, 후굴이 많이 부족했다. 제주도에서 수련하는 동안 절반 정도는 간다 베룬다만 올인했을 정도로 열심히 연습했지만, 결국 해내지 못했다. 세 번째 인도에 갔을 때는 어렸을 때부터 요가 아사나 챔피언을 정말 많이 한 선생님을 찾아갔다.

하루에 세 번 수업에 참여했다. 프라이머리 시리즈로 시작해 기본 동작을 하고 조금 쉬었다가 1시간 동안 프라나야마(호흡수련)를, 오후에는 후굴 수업을 받았다. 마음은 간다 베룬다를 빨리하고 싶고, 이전에 무리하다가 다친 경험이 있어서인지 몸에는 힘이 잔뜩 들어갔다.

"마이뜨리, 릴랙스!"

생각해 보니 그랬다. 간다 베룬다 아사나는 가슴이 바닥에, 엉덩이는 위에, 척추는 90° 이상으로 유지하는 자세다. 힘을 풀면 자연스럽게 체중이 실려 자세가 깊어진다. '릴랙스'라는 말을 듣고 힘을 빼니 그냥 스르륵 발이 얼굴 앞 땅에 닿았다. 손으로 발목을 딱 잡았다. 드디어, 해냈다.

어떤 아사나에 대한 확신, 그게 유형이든 무형이든 사람들은 그것에 반응한다. 나에게 요가를 배우는 사람들은 특히 후굴 자세가 잘 된다. 아사나의 시퀀스가 잘 되어서이기도 하겠지만, 가르치는 내가 후굴에 대한 자신감이 있어서가 아닐까 생각해 본다. 나는 여전히 꿈속에서 간다 베룬다를 한다. 무의식에서까지 할 수 있다는 확신, 그런 게 수련생들에게도 전달되는 게 아닐까.

잡으려 집착하지 않고 오히려 약간 내려놓았을 때, 이루어지는 것 같다. 물론 그러기 위해서는 노력이 전제되어야 한다. 아무 준비 없이 릴랙스만 한다고 되는 건 아닐 테니.

간다 베룬다 아사나

[깊은 후굴 자세]

. . .

자신의 신성함과 함께 머물 수 있도록 해줍니다.

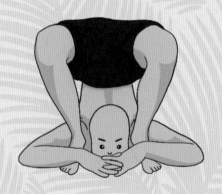

에고의
스위치가

오프되다

드디어 인연이 되어 간다 베룬다를 하게 되었다. 척추를 깊게
자극하고 거기서 완벽한 만족감을 느끼면서 다시 돌아왔을 때
온전한 이완이 느껴졌다.

에고와 나의 자의식은 항상 스위치 '온' 상태다. 인지하지 못하
지만 잠자는 중에도 작동한다고 한다. 그런데 아사나를 깊게
느낀 후 정신과 육체 깊은 곳에 이완이 따라오니 에고(아집)가
사라지면서 (나만의 특별한 착각일 수 있지만) 스위치가 '오프'되는
초월적인 경험을 했다. 에고가 이만한 크기의 불빛이라면 그동
안은 비추는 곳만 보고 그게 전부라고 생각했는데, 에고의 스
위치가 오프되니 더 큰 불빛이 반짝 켜지면서 세상이 보였다.

항상 에고의 눈으로만 세상을 바라봤는데 에고(개인적인 견해) 없이 바라보니 세상은 '있는 그대로' 완벽했다. 시야가 좁아서 보이지 않던 부분도 보이고 나의 내면도, 나아가 다른 사람까지 객관적으로 볼 수 있게 되었다. 색안경이 이렇게 벗겨지다니! 한마디로 개안한 것 같은 느낌이었다.

주관과
객관의

통합

내 이득만 챙기려 하고 다른 사람을 배려하지 못해 트러블이
생긴다. 내가 좀 손해 보면 되는데, 그게 참 어렵다. 스스로는
항상 객관적이라 여기면서 주관적으로만 생각했었다. 에고가
옅어지니 다른 사람의 마음도 어느 정도 명확하게 보이기 시작
했다. 마음이 맑아지니 느끼고 바라보게 됐다.

내 기분이 좋으면 다른 사람도 좋게 보이는 것처럼, 누군가를
바라보는 관점은 내 감정 상태에 따라 달라질 때가 많다. 그런
데 그 사람을 '있는 그대로' 바라보니 그의 마음 상태가 보였다.
'타심통他心通' 같은 느낌이라고 할까. 한창 사춘기일 때는 받아들
이기 어려운 일도 성인이 된 이후에는 이해할 수 있는 것처럼

내 의식도 성장해 갔다.

자기 성장은 '메타인지'와도 연관성이 크다. 성공한 사람과 그렇지 않은 사람의 특징은 메타인지력 차이라고 할 수 있는데, 나에게 뭐가 부족한지를 아주 '객관적'으로 알고 부족한 것을 채우는 사람들이 성장해서 성공한다. 철저하게 자기를 객관화시키는 것이다. 이것이 내가 이해한 메타인지의 핵심이다.

자연스러움

아버지가 막내여서 할아버지는 연세가 꽤 많으셨다. 내 기억
속 할아버지는 수염이 길고 갓을 쓰고 계셨다. 초등학교 3학년
때 돌아가셨는데 할아버지의 도포 자락이 오래도록 기억에 남
았다. 그래서인지, 어렸을 때부터 막연히 수염에 대한 열망이
있었던 것 같다. 오십이나 육십이 되면 한번 수염을 길러볼까,
그런 마음이 있었다.

제주도 생활을 정리하고 처음 인도로 갔을 때 물이 안 맞아서
인지 면도할 때마다 트러블이 생겼다. 염증이 심했다. '여기에
서는 남의 눈치 볼 일도 없으니 한번 수염을 길러보자!' 이게
시작이었다. 그전에는 매일 머리카락과 수염을 동시에 면도해

야 했는데, 그 일이 반으로 줄어드니 일단 너무 편해서 좋았다. 게다가 놀라운 사실을 발견했다. 요가 강사는 기본적으로 말을 많이 하는 직업이어서 평소에도 목 관리에 신경을 쓴다. 그렇게 해도 환절기에는 항상 목에 부담이 갔는데 수염을 기르니 목 상태가 아주 좋아졌다. 목감기에 걸렸을 때 목에 수건을 두르면 도움이 되듯이 수염이 천연 목수건 역할을 하는 것 같았다.

인간이 진화하며 수염으로 인해 불편한 점이 많아 면도가 자연스러워졌을 거다. 그래도 우리 몸에 필요하니 퇴화하지 않은 건 분명하다. 처음에는 건강상의 이유로 수염을 기르기 시작했지만, 지금은 나를 기억하는 트레이드 마크가 되었다. 세상의 모든 건 다 자연스럽게 연결된다. 나는 내 수염이 좋다.

자극의
힘

조금 안타깝게도 어렵고 힘든 상황에 처할 때 우리의 정신은
깨어난다. 집중하게 된다. 반대로 아주 편안할 때는 더 졸린다.
기본적으로 어떤 자극이 있고 그 자극이 약간 새롭거나 깊이가
있어야만 정신이 좀 바짝 난다.

요가를 하면 스스로 그런 자극을 조절하는 힘을 키우게 되는
데, 의식이 깨어나려면 내가 조절할 수 있는 범위 내에서 자극
을 역치 이상으로 줘야 한다. 그 자극이 호흡과 함께 적절하게
계속되면 아사나가 깊어지고 조금씩 경계를 넘어가면서, 내 몸
의 한계를 뛰어넘게 된다. 그렇게 자연스럽게 이어져 고난도의
아사나까지 물 흐르듯이 하게 된다.

어떤 아사나를 할 때 아프고, 삶에서 아픈 건 외부적인 요인 때문이 아니다. '자극'일 뿐이다. 자극이라는 건 좋고 나쁨의 아무런 경계가 없다. 단지, 뇌에서 내가 좋아하면 기쁨이고, 싫어하면 고통이라고 판단하는 것이다.

집중하면서 내 몸 안에 깊은 자극을 만들다 보면, 육체가 그 자극에서 깨어나 나 자신도 몰랐던 잠재력이 발현된다. 내 안의 생존 본능이 스스로 깨어나게 된다. 우리 육체에는 잠재력이 있다. 안 써서 모른다.

이루고
나니

재미가
없다

첫눈에 반한 간다 베룬다를 정말 열심히 수련한 끝에 몇 년 만에 해냈다. 간절했던 만큼 성취감도 컸다. 그런데 막상 이루고 나니 재미가 없었다. '왜 이런 기분이 들지?', '내가 정말 하고 싶은 건 뭘까?' 내가 이룬 걸 다른 사람과 나누고 싶고, 내가 배운 게 다른 사람에게도 통하는지 궁금해졌다. 때마침 친구를 통해 청담동에 있는 요가원에서 하타 요가 강사 제안을 받았다. 서울로 돌아왔고, 본격적으로 하타 요가를 가르치게 되었다.

하스타 시르사 아사나의 응용, 확장, 변형

[손끝을 활용한 머리서기 자세]

. . .

자세는 안정되고 편안해야 합니다.

《요가수트라》 2장 46절

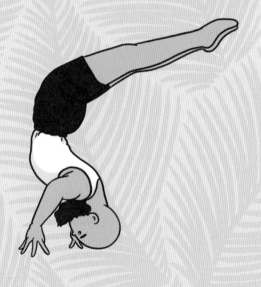

하고자
하는

마음

정말 하고 싶은 것은 어떤 상황이든, 어떤 대가를 치르든 마음 속 깊은 곳에서 결국에는 하고자 하는 마음이 일어난다. 절박함과 존재 이유에서 나오는 인간의 기저 심리다.

Chapter 3

힘을 빼기

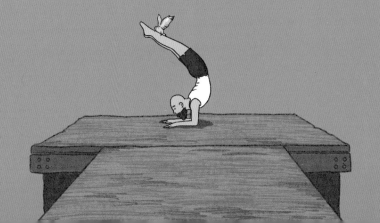

한결같지
않게

살아가기

무얼 보든 보편성과 특수성을 꼭 생각한다. 하나 더, 항상 돌연
변이가 존재한다. 긍정적인 돌연변이도 있고 때로는 부정적인
돌연변이도 있다. 이 세 가지가 하모니를 이루는 게 우리 인생
이다. 우리는 한결같은 걸 좋아하지만, 그게 가장 위험하기도
하다.

몸만큼

정직한 게
없다

하타 요가 수업은 지도자가 수련자들 앞에서 여러 자세와 동작 시범을 보이며 함께 수련한다. 매력적이지만 계속 내 몸을 보여준다는 게 부담스럽기도 하다. 동작을 직접 보여주지 않는다면 조금 숨길 수 있겠지만, 그럴 수가 없다. 두려워서라도 수련을 게을리할 수 없다.

내 컨디션에 맞춰 좋을 때는 보여주고 그렇지 않을 때는 안 보여 줘야겠다는 생각을 한 적도 있었다. 그런데 그렇게 생각하니 오히려 '이번에는 내가 잘할 수 있을까?' 하는 두려움에 마음이 매였다. 내 몸 상태가 항상 좋을 수는 없으니 말이다. 그래서 언젠가부터 그런 것에 신경 쓰지 않기로 했다. '이 정도 아사나는 보여줄 수 있는 몸을 만들어야겠다', '내가 원하는 동작은 수련자들에게도 보여줘야 한다' 이렇게 마음을 바꿨다. 그렇게 마음을 달리하니 몸 상태나 상황에 구애받지 않고 내가 원하는 만큼 보여줄 수 있게 되었다. 생각을 바꾸니, 마음먹은 대로 몸도 따라가고 매일 수련으로 이어진다.

닐람바 라자카포타 아사나

[다른 방식의 왕비둘기 자세]

· · ·

몸의 안정감이 깊어지고

에너지의 조절이 좀 더 섬세해집니다.

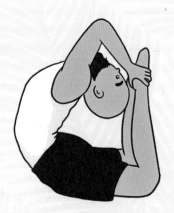

겸손으로부터
자유롭게

크면서 가장 많이 들었던 말은 "잘난 척하지 말고 겸손하게 살아라."였다. 우리 집은 유교적인 분위기였고, 부모님이 강조하신 가장 큰 미덕은 겸손과 겸용이었다. 그렇게 따르려고 노력했지만 사실 나는 그런 존재가 아니었다. 한마디로 '관종'이었던 거다.

무언가를 성취하더라도 나 스스로 인정할 만한 수준이 아니거나 남에게 인정받지 못하면 공허감이 컸다. 또 그게 채워지지 않을 때는 항상 무언가를 하고 있어야 불안하지 않았다. 어떤 때는 '아, 내가 문제가 있구나, 겸손하지 못하고 저급하구나…' 하고 자기 비하에 빠지기도 했다.

요가를 하면서 내 마음을 있는 그대로 바라보니 이해하게 됐다. 나는 타고나기를 뭔가 뽐내고 인정받을 때 가장 행복함을 느끼는 존재라는 걸. 나중에 알게 된 사실이지만, 성격 유형 지표의 하나인 '에니어그램'으로 보면 나는 7번에 속한다. '나는 다른 존재다'를 확인받는 게 존재의 핵심인 사람이다.

그런데 내가 그런 성향이라는 걸 알게 된 후에도 다른 사람에게 미움받기는 싫어서 나를 드러내는 게 두려웠다. (요가로) 잘난 척을 했을 때 누군가는 나를 싫어하고 비난할 수도 있다는 것까지 감당할 '각오'가 필요했다. 내가 이룬 성과를 잃을 수 있는 상황까지 미루어 짐작해 보았다. 그런 각오와 용기를 내니 나를 드러낼 수 있게 되었다. 표현하게 되었다.

조금 더 성찰하니, 내가 무언가를 세상에 드러내면 그만큼의 비판은 따라올 수밖에 없다는 걸 알게 되었다. 균형의 원리다. 자신의 좋은 점만 드러내는 SNS에서도 악플이 달리듯이 나를 좋아하는 사람도 있지만, 싫어하는 사람이 있어야 균형이 맞는다. 그것까지 인정하고 받아들이면서 지금은 조금 편안해졌다.

유행이라고 해서 나와 안 어울리는 옷을 계속 입고 있으면 불편하다. 인생도 그런 것 같다. 안 맞는 옷을 억지로 입으면 몸과 마음에 문제가 생길 수 있다.

우주적 차원에서 보면 나는 티끌보다 작은 존재이지만, 우주 전체에서 가장 중요한 존재는 바로 '나'이다. 겸손이 지나치면 인생을 망친다.

아도 무카 브륵샤 파드마 아사나

[핸드 스탠드에서 하는 연꽃 자세]

. . .

모든 것이 그러하듯이 기초가 충족됐다면

많은 것이 수월해집니다.

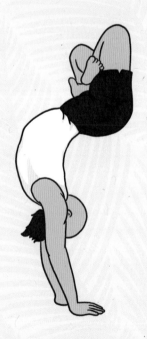

그게

아닐 수도
있다

프라티야크샤Pratyaksa: 내가 직접 체험하고

아누마나Anumana: 논리적으로 검증되고

아가마Agama: 근거가 있어야 한다.

《요가수트라》에서 말하는 세상의 '참'은 이 세 가지가 충족될
때 발현된다. 요가든 우리 인생이든, **프라티야크샤, 아누마나,
아가마**. 이 세 가지를 하려면 '에너지'가 필요하다. 그런데 우리
는 에너지를 쓰는 게 귀찮을 때가 많다. 에너지가 약한 상태에
서는 더 그렇다. 직접 체험하고, 검증하고, 근거를 따져 알아보
려 하지 않고 그냥 따르게 된다. 예를 들어, 성실하게 살아라,
약속을 지켜라, 거짓말하지 마라…. 이런 것들을 그대로 믿고

따르기만 하면 될까?

내 경험으로 보면, 이 세 가지를 몰랐을 때는 세상에서 말하는 '참'에 대해 스스로 판단하지 않고, '사람들이 좋다고 하니 이건 당연히 좋겠지…' 하면서 다른 사람에게 책임을 미루었다. 나는 타고나길 게으르고, 거짓말을 많이 했던 것 같다. 세상에서 요구하는 '참'을 따라 살고 싶은데 그렇지 못하니 양심의 가책을 많이 느끼며 살았다. 세상은 그러면 안 된다고 하니까. 그래서 항상 내 내면과 싸웠다. 나에게 세상의 '참'들은 너무도 힘들었다.

수련을 통해 있는 그대로를 바라보니, 나는 성실하지도 않고 거짓말도 잘하고 게으른 사람이라는 걸 인정하게 되었다. 이렇게 자기 검증을 하고 내가 어떤 사람이라는 걸 알게 되니 마음이 편안해졌다. 하지만 이런 모습은 사회생활을 하는 데는 별

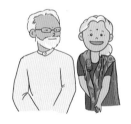

A.G.Mohan & Indra Mohan 선생님

인도 첸나이에서 만난 부부 요가 선생님입니다. 이분들 덕분에 요가 최고의 스승인 크리슈나마차리야 선생님의 말년 가르침을 전달받을 수 있었습니다. 아주 소중한 시간이었습니다.

로 도움이 안 된다. 이 또한 인정해야 했다. 그러면서 나는 세상의 '참'을 바라보는 기준을 잡게 되었다. 스스로 어떤 부분에서 조심해야 할지를 알고 항상 경계하며 살아간다.

요가를 가르치는 사람으로서 내 역할은 '그게 아닐 수도 있다'를 전하는 것이다. 세상에는 늘 미지수가 있고, 선택할 수 있는 폭은 넓다.

제대로
숨쉬기

'산소를 들이마시고 이산화탄소를 내보내는 가스교환을 통하여 생활에 필요한 에너지를 만드는 작용'

호흡은 말 그대로 우리 몸의 에너지를 만든다. 생리학적으로 무언가 하려면 에너지가 있어야 하는데 나는 1차 에너지원을 호흡이라고 본다. 평상시에도 호흡이 좋은 사람은 같은 걸 먹어도 많은 에너지를 쓸 수 있는데, 그 이유는 호흡이 심부 근육과 연계되기 때문이다. 호흡이 좋으면 잘 먹고 잘 배설하게 된다. 한마디로 연비가 좋다.

또한, 감정은 교감·부교감 자율신경계에 의해 호흡과 직접적인 연관성을 가진다. 감정이 격해졌을 때 (좋은 감정은 크게 상관은 없지만) 안 좋은 감정은 느끼는 대로 행동하면 예상치 못한 방향으로 일이 흘러가기도 한다. 그렇게 되면 '내가 그것밖에 안 되나…' 하는 후회와 자괴감이 들기도 하고, '쟤가 저렇게 해서 내가 이렇게 화낸 거야' 하고 남 탓을 하기도 한다. 인생이 꼬일 수밖에 없다.

요가에서 어려운 자세를 할 때는 대부분 호흡이 급해지고 짧아진다. 그 상황에서 호흡을 고르고 안정되게 하는 연습을 하게 되면 사회생활에서 감정이 격해질 때 자기중심을 잡고 처리하는 힘을 키우는 데 도움이 된다.

호흡만 어느 정도 조절하면 이처럼 감정의 문제에서 조금은 자유로워진다. 또 일상생활에서 감정적인 부딪힘이 좀 적어야 수행에도 집중할 수 있다.

받다 파드마 아사나

[묶인 연꽃 자세]

. . .

육체적, 감정적, 지성적, 영적으로

모든 불균형을 해소하는 최고의 치유 자세이면서

최상의 명상 자세입니다.

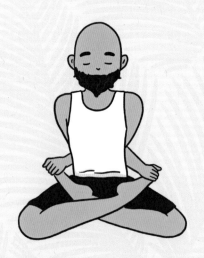

비우면
채워진다

'사랑의 에너지'가 있을 때 인간다운 에너지를 발산하게 된다. 그래서 요가에서 인간이 가져야 할 가장 기본으로 '사랑'을 꼽는다. 요즘 나도 반려동물 샨띠를 키우며 그런 걸 많이 느낀다. 에너지를 서로 주고받으니 시너지가 생긴다. 누군가로부터 충만한 에너지를 받으면 자기가 할 수 있는 것보다 더 큰 역량을 발휘하게 된다.

'받는 것은 내 몫이 아니지만, 주는 것은 네 몫이지 않냐'

요가 수행에서는 그렇게 사랑을 주라고 가르친다. 호흡도 그렇다. 호흡은 들숨과 날숨으로 이루어진다. 잘 내쉬면 잘 받게 되는 게 당연한 이치다. 우리는 계속해서 무언가를 채우려고 하는데 에너지의 흐름으로 보면, 조금 비우면 자연스럽게 채워진다. 단순하게 호흡은 내 몸에 에너지를 주고 감정을 다루는 것이라고 말할 수 있지만, 여기에는 세상의 진리 또한 담겨있다.

비우면 채워지는구나, 그리고 주면 자연스럽게 돌아오는구나. 나에게 호흡은 그런 의미다.

마음이
열린다

가슴은 '심장', '마음의 장부臟腑'란 뜻이 있다. 감정해부학에 따르면, 사람의 몸은 '느낌(감정)'에 의해 좌우된다. 호흡이 빨라지면 심장이 빨리 뛰고 감정적으로도 뭔가 좀 급해진다. 반대로 호흡에 여유가 있어 심장 박동이 느려지면 마음도 여유롭고 편안해진다. 이렇듯 '나'를 느끼는 첫 번째 요인은 심장 박동에 의해서다.

요가에서 가슴이 열린다는 건 '내가 원할 때 가슴을 여닫을 수 있는 조절력이 생긴다'는 의미다. 가슴을 조절할 수 있다면 마음도 자연스럽게 열린다.

살아가다 보면, 다른 사람으로 인해 상처받을 수밖에 없다. 흔히 마음을 다친다는 표현을 쓰는데, 실제로 가슴 주변 근육들이 수축해 버린다. 왜냐면 열었다가 다칠까 봐. 그 두려움이 커지면 시도도 하지 못하고 대부분 가슴을 닫게 된다.

마음이 열린다는 의미는 내가 상처받을 수도 있지만, 그것까지도 감당할 수 있다고 생각하며 내 마음을 표현하고 거기에서 오는 결과를 받아들이는 것이다. 감당할 수 있는 마음의 태도를 지니는 것이다.

받아들이려면 그만큼의 각오도 필요하다. 그러려면 에너지가 충만하여야 한다. 에너지가 약하면 그 충격으로 넘어져 못 일어나게 된다.

나타라자 아사나

[춤추는 시바신 자세]

· · ·

고대부터 요가는 시바신의 가르침을 통해서 비롯됐다고 합니다.

시바신은 파괴적이면서 창조적이고,

정적이면서 역동적이고,

금욕적이면서 에로틱합니다.

양면성의 조화를 상징합니다.

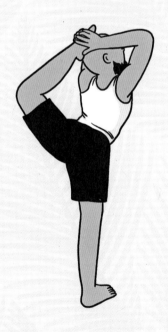

욕망의
에너지

요가에서도 그렇지만, 인간의 기본적인 욕망이나 욕구는 골반 주위의 기관들과 아주 밀접하다. 먹는 것은 곧 배설이고 생식 또한 인간의 기본 욕구인데, 이와 관련된 기관들이 골반 쪽에 있기 때문이다.

골반도 풀려야 여닫을 수 있다. 근육이 조화롭게 움직여야 한다. 요가에서 골반이 풀리는 연습은 자기 욕망에 컨트롤 능력을 갖추는 것이다. 욕망을 잘 이해하고 받아들인 상태에서 다르게 승화할 수 있도록 수련하다 보면, 욕망의 에너지를 수행의 에너지로 전환할 수 있다.

어른으로 성장한다는 것은 어떤 의미에서 욕망을 억압하는 거다. 그런데 억압만 한다고 해서 해결되지 않는다. 그렇다고 다 해소하면 또 큰 문제가 생긴다.

욕망과 욕구에서 자유로운 존재는 없다. 또 무척 큰 에너지원이기도 하다. 에너지를 올바른 곳에 잘 쓰면 인생이 풀리고, 반대로 잘 이해하지 못하고 왜곡하면 휘둘릴 수 있다.

에카 파다 라자카포타 아사나 3

[한다리 왕비둘기 세 번째 자세]

· · ·

좀 더 미묘한 불균형을 찾고

해결 방법까지 얻을 수 있는 아사나입니다.

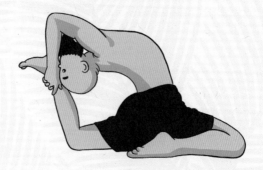

어깨가
풀리면

에너지가
흐른다

어깨는 머리와 몸통을 연결하는 부분이다. 그래서 어깨가 굳어
버리면 호흡과 심장의 움직임에 제약이 생긴다. 뇌에서 분비되
는 호르몬이 몸 전체로 전달이 안 돼서다. 머리에서 몸 전체로
에너지를 보내는 명령을 내리는데, 어깨가 굳어버리면 자연스
럽게 목도 같이 굳어진다. 그래서 목 아픈 사람 중에 어깨가 건
강한 사람이 없다. 자연히 면역력도 약해진다.

어깨가 풀리면 당연히 등이 풀리고, 등이 풀린다는 건 심장 앞
에 움직일 공간이 충분해져서 에너지 흐름이 원활하다는 의미
다. 그러면 몸에 문제가 생겨도 뇌에서 적절한 명령을 내려 알
맞은 처방을 하니 빨리 회복될 수 있는 것 같다. 이렇듯 어깨가

풀리면 질병에서 조금은 자유로워진다.

모든 건 다 연결되어 있다.

아카샤 아사나

[공간 확장 자세]

. . .

힘과 에너지는 길이 필요합니다.

길을 열어주는 아사나입니다.

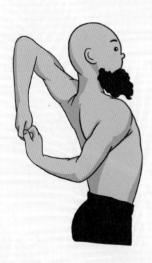

경계를
어디까지

확장할 수
있을까

몸이 유연해지면 생각도 유연해질까? 어느 정도 연관성이 있
다고 본다. 수업 중에 가끔 흥미로운 면을 보게 되는데, 몸이 뻣
뻣한 사람은 상대적으로 가치관이 뚜렷한 편이다. 긍정적으로
보면 심지가 곧고, 조금 달리 말하면 남 이야기를 잘 안 듣는다.
이에 반해 몸이 유연한 사람은 다른 사람 얘기는 잘 듣지만 자
기 주관이 뚜렷하지 않아 휘둘리기도 한다.

하타 요가는 유연성 회복을 통해 에너지를 순환하고 활성화한
다. 에너지를 일정 시간 이상 유지하며 힘과 의식을 확장한다.
외적 부동을 통해 내면의 침묵이 따라오면, 《요가수트라》에서
말하는 수련의 목표와 결과를 이루게 된다.

[요가의 정의이자 목표]

1장 2절 Yogas chitta vritti nirodhah.

요가는 마음(의식) 작용의 지멸(완전한 조절)이다.

[요가 수련을 통한 결과]

1장 3절 Tada drashtuh svarupe avasthanam.

그러하면 '보는 자'는 본래의 모습을 회복한다.

유연함을 다르게 정의해 본다면, '나의 경계를 어디까지 확장할 수 있느냐?'라고 할 수 있다. 자아 정체성의 핵심인 에고를 H_2O라고 가정해 보자. H_2O가 상온에서는 물(액체), 0℃ 이하에서는 얼음(고체), 100℃ 이상에서는 수증기(기체)로 변화하듯이, 얼음 상태에서는 형상을 유지하고 저항하는 힘이 크고, 물 상태에서는 담는 그릇에 의해 어떤 형상도 만들 수 있으며, 수증기 상태에서는 형상은 없지만 모든 공간에 존재(포용)할 수 있게 된다.

우리의 몸도 차크라('바퀴', '순환'이라는 뜻으로 인체의 여러 곳에 존재하는 정신적 힘의 중심점을 이르는 말)가 각성되어 에너지가 활성화되기 시작하면, 의식의 핵심인 에고가 고체에서 액체로, 액체에서 기체로 무한하게 확장한다.

아카샤 아사나 도움

[공간 확장 자세]

. . .

함께하면 한계는 없습니다.

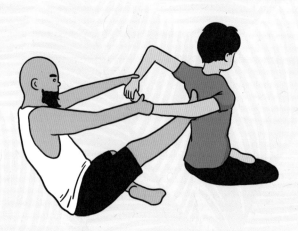

유연하면
참 좋다

우리는 각자 타고난 기질대로 생각하고 행동하고 싶어한다. 그렇게 하는 게 편하고 익숙하기 때문이다. 나도 그랬다. 요가를 배우러 가서는 '내가 이미 요가를 이 정도 했는데, 이렇게 가르치는 건 아닌데. 내 방법이 옳아!' 이렇게 생각했던 적도 있다. 지금은 많이 달라졌다. 또 항상 조심한다. 새로운 걸 배우러 가면 가르치는 분의 말 그대로, 시키는 대로 한다. 초심자의 마음으로, 있는 그대로 받아들이려 노력한다.

흔히 생각을 자주 바꾸는 걸 유연하다고 하는데 이 또한 착각이다. 진짜 유연함이란, 주어진 상황에 따라 '적절한 몸과 마음의 태도'를 찾아내는가가 핵심이다. 또한, 무언가를 선택해야 하는 상황에서는 '확고하게 결정하는 힘' 또한 유연함이다. 홀로 결정하고 그에 대한 책임을 다 져야 하는 상황이면 그렇게 하고, 여러 사람의 의견을 구해야 할 상황이면 다 들어야 한다.

체질과 성향에 따라 사람마다 타고난 유연성에 조금씩 차이가 난다. 그러므로 내가 타고난 부분을 온전히 알아차리고 받아들이는 수련(연습과 반복)을 통해 유연성의 조절력을 키우는 게 중요하다.

요가를 하다 보면 내 생각을 유지해야 할 때와 그렇지 않은 때, 상황에 맞게 나의 몸과 의식을 바꾸어 어떻게 처신해야 하는지 알게 된다. 삶을 대하는 태도가 유연해진다는 의미다.

근육이
성장한다는

의미

근육이 성장하면 우선 체력이 좋아진다. 그러면 자연히 여유가 생긴다. 배고플 때 짜증이 나는 것과 반대 이치라고나 할까. 근육이 성장하려면 움직임을 통해 점진적 저항을 가하고 휴식을 통해 재성장하고, 영양이 알맞게 주어져야 한다. 그런데 근력은 유연성과 조화를 이뤄야 한다. 근력이 아무리 좋아도 유연성이 동반되지 않으면 어떤 의미에서 효율이 너무 떨어진다. 다시 말해, 순환이 안 된다. 근육 안에는 혈관, 신경, 호르몬이 다 지나간다. 근육이 근력만 강해서 매우 타이트하다고 가정해보자. 순환이 안 되어 몸에 문제가 생길 것이다.

쉽게 말해, 유연성은 근육을 늘리는 거다. 그런데 근육은 계속

늘어날까? 어느 순간이 되면 근육은 늘어나지 않으려는 반발심이 생기는데, 의식적으로 근육을 늘린 상태에서 수축하게 되면 유연성과 근력이 동시에 좋아진다. 근력은 겉에서 보이지 않는 '속 근육'이라고 한다. 몸을 작게 움직이는 데는 겉 근육만 움직여도 충분하다. 그런데 몸을 크게 움직이기 위해서는 겉 근육뿐만 아니라 속 근육까지 움직여서 운동해야 한다.

요가를 배울 때, 사람들은 흔히 근육을 늘린다고만 생각한다. 하지만 어떤 아사나를 제대로 하려면 근육을 다 늘린 상태에서 수축되는 자세를 유지하기 위한 근력이 필요하다. 특히 하타 요가는 더 그렇다. 하타 요가에서 동작의 유연성이 좋다는 것은 자연스럽게 심부 근육까지 단련된다는 얘기다. 겉에서 보는 것과 안에서 보는 게 실제로 다른 때가 있는데, 하타 요가가 그렇다. 처음에 보면 유연성 위주의 수련이라고 생각하는데 실질적으로는 근력이 아주 좋아지는 요가 수행이다. 호흡과 함께하면 당연히 훨씬 더 좋다.

이렇듯 늘리는 것만큼 유지하기 위해서는 작용과 반작용이 같이 일어나야 한다. 근육이 성장하는 만큼 우리 마음도 열릴 것이다.

게란다 아사나 2

[게란다 성인을 기리는 자세]

· · ·

받다 파드마와 파당구쉬타 다누라가 조합된 고급 아사나입니다.

《게란다 상히타》라는 전통 하타 요가 명상 경전의 저술자에게

감사를 표하는 자세이며, 수련에 전폭적으로 헌신했을 때 찾아오는

축복 같은 아사나입니다.

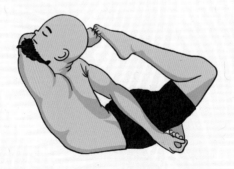

행복의
자리

하타 요가에서는 몸과 마음을 하나로 본다. '겉 근육'을 움직이는 것은 '표면 의식'이고, '속 근육(속에 있는 척추)'은 '잠재의식'이라 생각하면 쉽다. 나를 제대로 이해하려면 표면 의식과 잠재의식이 하나가 되어야 한다. 그렇게 됐을 때, '나'라고 하는 존재를 온전히 바라보게 된다.

빙산의 일각이라는 말이 있듯이, 우리의 잠재의식은 무척 깊고 표면 의식은 얕다. 행동의 이유와 근거, 반응을 제공하는 건 잠재의식이다. 그런데 이것을 이해하지 못하면 항상 자신을 왜곡해서 바라볼 수밖에 없다. 계속 찌그러진 거울을 바라보면서 '나는 왜 이렇게 생겼을까?' 하고 낙담하게 된다.

우리는 자신의 '타고난 능력'이 잘 발현됐을 때 행복하다. 그러므로 내가 뭘 좋아하고, 어떤 때 행복한지를 깊이 있게 알기 위해서는 나의 '다르마(숙명)'가 무엇인지를 이해할 필요가 있다.

수련을 통해서 척추까지 움직일 정도로 수행이 깊어지면, 나의 잠재의식까지 보게 된다. 자연스럽게 나 자신을 이해하게 된다. '나는 이런 존재구나, 이런 걸 했을 때 나에게 어울리는구나, 내가 있을 곳은 여기구나' 하면서.

그곳이 행복의 자리인 것 같다.

과긴장에서
벗어나기

스포츠 재활에 관한 관심이 커 관련 강의를 자주 찾아 듣는다. 얼마 전 이 분야에서 활발하게 활동하는 홍정기 교수님의 허리 통증에 관한 강연을 들었다. 거기에도 세상의 '신념'에 관한 반전의 내용이 있었다.

허리나 골반의 통증은 구조적인 틀어짐에 의해서 일어나므로 자세를 바르게 하는 게 중요하고 코어근육을 키우는 게 도움이 된다고 알려져 있다. 그렇게 하는 걸 다들 믿어 의심치 않고 이를 위한 처방과 운동 치료에 주력한다.

그런데 흥미로운 연구 결과가 있다. 통증을 느끼는 사람의

95% 이상은 만성 통증의 이유를 알 수 없고, 5% 미만에서만 구조적인 문제로 통증이 야기된다고 한다. 오히려 만성 통증을 앓는 공통적인 이유는 힘을 많이 주고 있어서, 즉 '과긴장'을 하기 때문이라고 한다. 생활 습관이나 스트레스가 심하면 몸은 스스로 보호하기 위해 긴장하게 된다. 굳어진 몸은 신경을 압박해서 만성 통증을 일으킨다. 그러므로 과긴장을 푸는 솔루션이 중요하다는 것이다. 또 하나 재미있는 것은, 코어근육에 관한 부분이다. 흔히 코어가 강하면 통증에서 벗어난다고 말하지만 둘 사이의 인과관계는 없다고 한다.

이렇듯 대부분 몸의 문제는 불필요한 과긴장에서 온다. 쉽게 설명하면, 힘을 주지 않아도 되는 곳에 항상 힘을 주고 있는 거다. 어디가 아프면 이를 꽉 깨무는데, 사실 이를 꽉 깨물 필요는 없다. 건강하고 통증이 없는 사람들은 그냥 전체적으로 조화롭게 힘을 쓰는 것뿐이다.

요가를 하면서도 많이 경험하지만, 어깨도 허리도 불필요하게 힘을 주고 긴장을 하면 계속 에너지를 소모하게 된다. 에너지가 없으면 생각을 안 하려고 한다. 에너지가 충분해야 어떤 일을 할 때 전체적으로 골고루 다 검증할 수 있는 힘이 생긴다.

몸에 힘을 빼 보자. 에너지가 분명 남게 된다. 남는 에너지를 이제 좀 더 좋은 신념을 찾는 데 쓰자. 지혜가 생기고 조금은 더 조화로운 인생을 살 수 있을 것이다.

항상

강하지 않아도
괜찮다

우두머리가 되기 위해 죽기 살기로 싸우다 어느 순간 '나 약해요' 하고 스스로 물러난다. 배나 엉덩이를 보여주고 패배를 인정하는 방식을 선택함으로써 생존한다. 이것이 동물의 세계이다. 인간 역시 자신이 가진 모든 자원을 활용해 생존을 영위하고자 하는 본능이 있다. 어떤 사람을 봤을 때 '이 사람이 나에게 위협이 되나 그렇지 않나'를 가장 먼저 판단하고 그다음, '이 사람이 나에게 도움이 되나 그렇지 않은가'를 판단한다고 한다.

주변에서 우울증이나 공황장애로 어려움을 겪는 분들을 많이 본다. 그분들이 겪는 마음의 병은 어쩌면 '나는 당신의 경쟁 상대가 아니에요. 그러니 나를 견제하지 마세요!'라고 말하는 외

침일 수도 있다. 버티기 힘들지만 표면 의식은 이겨내야 한다고 말하고, 더는 감당할 수 없는 상황이 되면 내 안의 잠재의식이 '병'이라는 형태로 나타나 자신을 살리려는 게 아닐까. '더 가다가는 큰일나!' 하고 망가지기 전에 브레이크를 잡는 것처럼. 내가 지금 있는 곳이 안 맞아 힘든 것이니 맞는 곳을 다시 찾아 나가라는 신호이거나, 계속 앞만 보고 달린 나에게 한번 넘어진 김에 쉬면서 그동안 보지 못한 다른 걸 보라는 '좋은 메시지'일 것이다.

부족한 면이 있다고 해서 다 나쁜 것만은 아니다. 내가 어떤 사람인지 깊이 있게 들여다보는 시간이 필요하다.

요가를
배우는

이유

요가를 왜 배울까? 멋진 몸매를 만들고 싶어서 요가를 한다는 사람이 가장 많다. 그럼 요가를 진짜 열심히 하면 몸매가 예뻐질까. 솔직하게 얘기하면, 어느 정도 도움은 되겠지만 직접적인 방법이라고는 말하기 어렵다. 오히려 멋진 몸매를 위한 최고의 운동은 필라테스다. 그만큼 인기가 많다. 그래도 요가를 하는 사람이 많은 걸 보면, 마음의 평안함과 고요함을 찾고 싶은 바람이 큰 것 같다.

여러 가지 노력이 필요하겠지만 몸매는 먹는 거랑 연관이 크다. 몸매를 위해 요가를 한다는 사람이 있다면, 정말 필요한 건 '건강을 위한 요가'라고 말해주고 싶다. 마음이 편하면 식사 조절이 수월해진다. 그런 면에서 요가가 도움이 된다. 가끔 우리는 스스로에게 뭐가 필요한지 모를 때가 있다.

먹는
것에서

조금만
자유롭게

먹는 것에 대해서는 많은 시행착오를 했다. 요가에서는 기본적으로 먹는 걸 절제하도록 권장한다. 요가를 처음 할 때는 단식도 해봤고, 하루에 한 끼를 먹기도 했지만, 외식을 좋아하다 보니 음식 조절이 어려웠다. 먹는 것이 인간의 본능이고 가장 큰 즐거움을 선사하지만, 수행자라면 먹는 것보다는 수행에 더 집중해야 하겠다는 생각에 절식하기 시작했다. 지금은 하루에 두 끼 집밥을 해 먹는다. 최대한 비건으로, 한 끼는 가볍게 먹는다. 외식도 일주일에 한두 번 정도만 한다. 비울수록 여유가 생긴다.

요가를 하게 되면 자연히 먹는 것에도 관심이 생긴다. 자기만의 식사 요법을 실천하는 사람도 있다. 그런데 묻고 싶다. 혹시 잘 먹는 데 에너지를 지나치게 소모하고 있지는 않은지? 좋은 것만 가려 먹어야 한다는 강한 신념 때문에 오히려 잘 먹는 것에 사로잡혀 있지는 않은지. 요가 수행은 먹는 것에서 자유로워지기 위해 하는 것이다.

번아웃의
시간

디프레스가 와서 꼼짝하기 싫을 때 어떻게 시간을 보내면 좋을
까. 나는 가장 만나고 싶었던 사람을 찾아가라고 권하고 싶다.
번아웃이 오는 이유는 각자 다르겠지만, 대부분은 방향성을 잃
어서이다. 그럴 때 나는 제주도에 한주훈 선생님을 뵈러 간다.
내 눈앞에서 무언가를 보여주시는 선생님은 나의 현실적인 롤
모델이다. 선생님을 뵈면 우선 힘이 난다. 그리고 방향성을 다
시 설정하게 된다. 내가 가장 만나고 싶은 사람이 누구였는지
생각해 보자. 그리고 만나서 고마움을 표현해 보자.

중심
잡기

균형이란 에너지를 조절한다는 데 가장 큰 의미가 있다. 계속 몸을 쓰는 직업이다 보니 내 에너지 레벨에 맞춰 '아, 내 에너지가 조금 여유가 있구나', 또는 '에너지가 여유가 없구나' 하고 민감하게 살피게 된다. 에너지 조절의 바로미터는 요가 수행이다. 수행하다 보면, 봄 여름 가을 겨울 그때그때 컨디션이 다르다. 그것에 맞춰서 에너지를 조절하는 데 중심을 잡으면 된다.

파리브리타 에카 파다 코운딘야 아사나

[통합적인 암밸런스 자세]

· · ·

요가 단다 아사나와 에카 파다 코운딘야 아나사가 조합된 고난도 자세입니다.

수련을 통해 과긴장이 해소되고 중심 근육에 힘이 들어가기 시작하면

중심이 잡힙니다. 그러면 마음이 가벼워지고 몸을 수월하게 띄울 수 있습니다.

의식은 용기와 관용으로 가득 차게 될 것입니다.

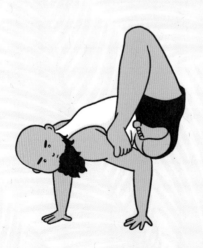

Chapter 4

어울리기

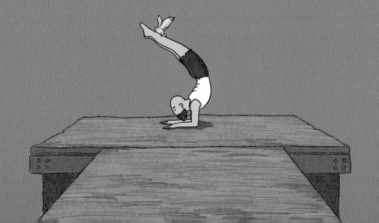

전폭적인

사랑의
힘

누군가에게 받는 전폭적인 사랑은 살아가는 데 정말 큰 힘이 된다. '그래, 힘들어도 잘할 수 있어, 내가 응원해 줄게'와 같은 사소한 말들. 내가 무조건 사랑만 쏟는다고 해서 다 잘되는 건 아니다. 그래도 근본은 이거다. 표현하는 방식이 따뜻하든 엄격하든, '극진한 사랑'으로 대해야 한다.

에카 파다 라자카포타

새 가족이 생겼다. 올해 샨띠가 오면서 일상에 작고 큰 변화들이 생겼다. 이 생명체를 온전히 책임져야 하니 그 책임감도 막중하지만 서로 감정을 교류할 수 있다는 게 더 큰 의미다. 앵무새는 말을 해서인지 교감이 크다. 요즘은 줌Zoom을 통해 수업이나 미팅을 자주 한다. 그럴 때면 신기하게도 샨띠는 정말 가만히 있는다. 평소에는 내가 딴짓을 하면 관심을 달라는 듯 시끄럽게 구는데 요가를 하면 조용하다. 마치 지금은 '내가 아니구나' 하고 아는 것 같다.

한번은 야외에서 수련하는데 내 엉덩이에 참새가 앉아서 놀다 갔다. '에카 파다 라자카포타'라는 왕비둘기 자세를 하니 비둘기들이 와서 같이 놀다 갔다. 신기한 경험이었다.

요가에 '아힘사'라고 하는 비폭력 계율이 있다. 비폭력이 확립되면 모든 생명체에 대한 적개심이 사라진다는 경전 구절이다. 요가가 좀 더 깊어지니 동물들도 더 편하게 다가오는 것 같다. 적개심은 내 마음에 있다. 마음은 그대로 세상에 투영된다.

에카 파다 라자카포타 아사나

[한다리 왕비둘기 자세]

· · ·

가슴이 열리면서 아힘사(비폭력)가 확립되어

모든 적개심이 사라지게 됩니다.

진정한 내면의 평화를 가져오는 자세입니다.

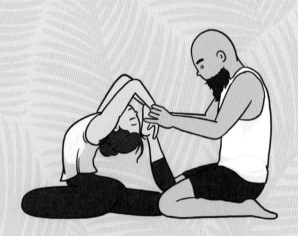

맨즈
요가

5년 전 인도에서 서울로 돌아와 하타 요가 수업을 시작한 요가
원 바로 맞은 편에 룰루레몬 매장이 있었다. 그 당시 유일한 오
프라인 지점이었다. 남자 요가복이 나오기도 하고 그전부터 직
구로 구매할 정도로 좋아하는 브랜드여서 매장을 자주 찾았다.
룰루레몬은 여러 분야에서 건강한 문화를 만들어가는 운동 강
사들을 늘 환대한다. 또 주변 커뮤니티에 좋은 영향을 미치고
영감을 주는 사람들을 앰배서더로 선정하고 함께 다양한 활동
을 하는데, 마침 가까운 곳에서 요가 수업을 하는 나에게 앰배
서더가 되어주기를 제안했다. 특이하고 개성 있는 나의 외향이
도움이 되었던 것 같다. 운이 좋았다.

앰배서더로 활동하면서 내가 잘 모르는 분야를 경험하고 다른 분야의 전문가들과 소통하며 많은 걸 배운다. 글로벌 앰배서더로 활동하는 요가 지도자 배런 뱁티스트 선생님과 만나는 기회도 있었고 한 달에 한 번, 청담 지점에서 요가 수업을 했다.

룰루레몬에서 주관하는 여러 행사에도 참여했는데, 특히 '룰루레몬 더 파티'가 기억에 남는다. 그 당시 '맨즈 요가'가 인기가 있어 트렌드를 반영한 행사였는데, 남성 200명이 한강에 모여 신나게 요가를 했다. 그때 만난 수련자들과 이야기를 나눠보니, 대부분 유연성을 키우고 싶어 요가를 시작했다고 말했다. 그런데, '내 몸이 유연하지 않은데 남자가 요가를 해도 될까?' 두려움이 있었다고. 요가를 하다 보면 유연성도 좋아지지만, 자연스럽게 근육도 커진다. 남성만을 대상으로 한 수업은 이때가 처음이었는데 조금 편하기도 하고, 근육이 발달한 나는 '맨즈 요가에 최적화된 사람이 아닐까?'라는 생각도 했다.

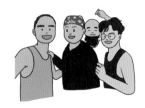

**룰루레몬 글로벌 앰배서더인 배런 뱁티스트 선생님,
요가 수련자들과 함께** —————————————
뱁티스트 선생님의 《나는 왜 요가를 하는가?》라는
책에서 많은 영감을 받았습니다.

새벽형
인간으로

살아가기

가장 힘든 게 뭐냐고 묻는다면, 아침에 일찍 일어나는 거다. 매일 새벽 수업을 하니 사람들은 나를 아침형 인간, 아니 새벽형 인간이라고 생각하지만, 정작 어렵다.

제주도에 있을 때도 매일 5시 40분에 하는 새벽 수련이 가장 힘들었다. 나는 아침잠이 진짜 많고 게으르고 성실하지 않지만, 어느 정도의 사회생활을 하며 사람들과 어울린다. 나 혼자 사는 게 아니라 사람들과 함께하려면 내가 취약하다고 생각하는 부분에 약간 주의하면서도 휘둘리지 않아야 한다. 그렇게 하려다 보니 오히려 가장 싫어하고 어려운 걸 잘해 보자는 마음이 생긴 것 같다.

"어떻게 그렇게 새벽에 잘 일어나세요?"라고 물으면, "일찍 자면 됩니다."라고 답한다. 단순하다. 늦게까지 뭘 하다 보면 수면의 질이 떨어지고 당연히 아침에 일어나기도 힘들어진다. 잠들기 전 10분~15분 정도 가볍게 몸을 풀고 자면 수면의 질이 최소 30%는 좋아진다. 일찍 자는 패턴을 습관화하면, 내 몸이 '이제 나 잘 거야' 하고 준비하게 된다.

큰 비용을 내고 산 물건을 더 소중하게 여기듯이, 가장 하기 싫고 힘들고 부담스러운 일을 성취하게 되면 더 뿌듯하다. 자신감도 생긴다. 가끔은 그런 일에 도전해 보는 것도 좋다.

아르다 마첸드라 아사나

[마첸드라 성인을 기리는 자세]

· · ·

하타 요가에서 비틀기는 다양성의 포용과 체득을 의미하며

자신의 토대를 더욱 굳건히 합니다.

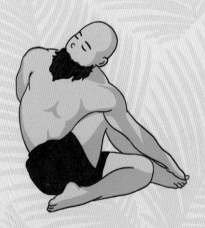

함께하는
시간

요가원의 문을 열고 들어간다. 새벽 시간, 수련장이 주는 고요함과 평온함으로 오늘도 하루를 시작한다. 평일에는 매일 새벽 수업을 하고, 월수금 오후에는 인텐시브 수업으로 수련자들을 만난다.

2018년 가을, 룰루레몬에서 진행하는 비전&골Vision&Goal이라는 프로그램에 참여한 적이 있다. 나를 포함해 앰배서더로 활동하는 선생님들에게 어떤 비전과 목표가 있는지, 이를 구체적으로 표현해 보는 시간이었다. 요가를 가르치는 사람으로서 내가 원하는 건 뭘까, 구체적인 목표를 생각해 본 건 이때가 처음이었다.

한참을 생각한 뒤, 카드에 이렇게 적었다. "강남에서 ○월 ○○일까지 새벽반을 오픈하고 싶습니다." 하루를 여는 좋은 에너지를 나누는 수련을 꼭 하고 싶었다. 여러 지역의 사람들이 새벽 시간에 모이려면 교통이 편한 강남이 좋겠다고 생각했다.

그 후에 수업하던 요가원에서 프로그램을 개편해 자연스럽게 그만두게 되었다. 새벽 수업을 할 수 있는 곳들을 알아보다가 지금의 요가원을 알게 됐다. 기회가 있다면 그곳에서 수업하고 싶다고 생각했는데, 마침 거기에서 수업하고 계신 선생님을 통해 요가원 대표님과 만나게 되었다. 내가 새벽 수련을 원하는 이유에 대해 깊이 공감해 주시고 여러 면에서 배려해 주셔서 좋은 인연으로 이어지고 있다.

수련 전후로 함께 수련하는 분들과 좋은 차를 내려 마시며 편하게 대화하는 시간을 가진다. 사소한 일상 이야기를 하기도 하고 요가를 어떻게 하면 잘할 수 있는지 서로 경험담을 나누기도 한다. 수업은 조금 엄격한 편이다. 그 이유는, 나에게 요가를 배우러 오는 분들이 원하는 걸 이루도록 돕기 위함이다. 그러려면 최대한 수련에만 집중하도록 이끄는 게 중요하다.

이렇게 수련에 집중하고 몰입할 수 있는 공간이 있다는 건 참으로 감사한 일이다. 좋은 공간에서 좋은 사람들이 수련하며 발산하는 에너지는 정말 크다. 그분들과 함께하는 이 모든 시간과 인연이 참 귀하다.

발라킬야 아사나 도움

[발라킬야 요정 자세]

. . .

에카 파다 라자카포타 아사나 1의 연속 자세입니다.

거의 완벽하게 온몸과 전 의식을

근본 자리부터 역동적으로 뻗어내는 자세입니다.

이를 통해서 전폭적인 수용성을 성취할 수 있습니다.

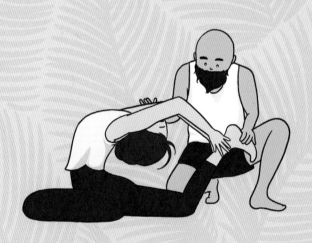

다르마

인생에서 가장 중요하게 생각하는 키워드를 꼽자면, 다르마 (Dharma, 인도 신화에서 강조하는 주제로, 자연과 사회의 조화를 이루는 질서 체계를 지키려는 행동 규범)이다. 인도에서는 이것을 '의무 Duty'라고 표현하고, 불교에서는 '진리 Truth'라고 한다.

세상에 태어나 내가 받은 것들을 생각하면 정말 감사할 일밖에 없다. 맨몸으로 태어나서 이만큼 성장하며 우리는 뭐든지 작든 크든 받은 게 진짜 많다. 지금도 우리는 많은 사랑을 받고 있다. 스스로 알아차리지 못해 모를 뿐이다. 삶의 큰 주기를 못 보고 작은 주기를 보니 때론 원망하기도, 낙담하기도 한다.

'내가 받은 것을 세상에 조금은 갚는 것'

내 인생에서 다르마는 그런 의미다. 이를 위해서는 스스로 에너지를 낼 수 있는 밭을 키워야 한다.

에카 파다 비파리타 단다 아사나

[한 다리를 거꾸로 들어올린 연결 자세]

· · ·

세상의 모든 것은 수레바퀴처럼 돌고 돌아

자기 자리로 돌아옵니다.

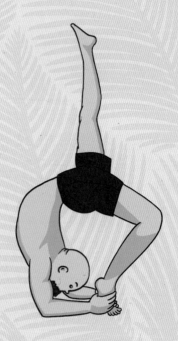

알지만

실천은
다른 문제다

요가에서 **다르마**^{Dharma}는 의무, 당연히 이생에서 내가 해야 할 것들을 의미한다. 의무를 다하면 마음이 편하고 그렇지 않으면 불편하다. 그런데 대부분 '해야만 하는 일'은 '가장 하기 싫은 것'일 가능성이 크다. 그래도 정말 하기 힘든 일을 성취하면 보람이 크다. 반면에 내가 잘하는 것은 어떻게 보면 별로 재미가 없다. 왜냐면 그냥 잘하기 때문이다. 그래서인지 소중함을 느끼기도 어렵다.

다르마를 인간관계에 비추어 보면, '불편한 사람과도 잘 지내기 위해 포용하는 마음'이다. 나와 에너지(기질, 성향)가 안 맞는 사람과 잘 지내는 것이다. 여러 종교에서는 원수를 사랑하라고 한다. 어려운 일이다. 베르나르 베르베르가 쓴 《잠1》에는 이런 구절이 나온다. "약한 사람은 복수하고, 강한 사람은 용서하며, 더 강한 사람은 무시한다" 복수하기 시작하면 네버엔딩…. 더 불편해지고 아마 나중에는 인간관계가 끊어지고 사회생활 역시 지옥일 거다.

나도 그랬던 것 같다. 누군가에게 상처받고 뭔가 피해를 보면 예전에는 복수하고자 하는 마음이 강했다. 지금은 뭔가 불편한 마음이 드는 사람이 있으면 작은 선물을 준다. 그러면 대부분은 별다른 문제가 안 생긴다. 미안하고 고마워서다. 진짜 안 맞는 사람과는 선물로도 해결이 안 되겠지만, 인간관계에서 조금 편안해질 수 있는 작은 지혜다. 누구나 잘 알지만, 실천은 다른 문제다.

외면하고
싶은

마음

'요가만 하면 몸이 건강해지고 마음이 편해질 거다'

어디까지는 분명히 효과가 있다. 왜냐면 몸을 움직이지 않던 사람이 몸을 움직이면 마음이 편안해진다. 순환이 잘 되기 때문이다. 뇌척수의 흐름이 참 중요한데, 이것이 잘 안되면 잡생각이 많이 나고 집중력이 떨어진다.

뇌척수의 순환을 제일 좋게 하는 방법은 적정한 운동이다. 명상을 통해 휴식을 취하는 것도 좋다. 그런데 거기서 더 들어가게 되면 제대로 들여다보지 못했던 '자기 자신'을 만나는 때가 온다.

우리 내면에는 긍정성과 부정성이 공존한다. 페르소나(Persona, 남에게 보여주고 싶은 모습)와 섀도(Shadow, 남에게 보여주기 싫은 모습)라고 불린다. 집중하여 수련했을 때 보이는 내 모습에는 긍정적인 면은 물론 부정적인 면까지 다 드러난다. 부정적인 모습은 외면하고 싶다. 하지만 가슴이 열리면서 포용성과 용기가 생기면 내 안의 모든 면을 받아들이게 된다.

부정적이고 취약성을 띠는 모습마저 인정해야 나아갈 수 있다. 한쪽에 치중하다 보면, 위험해질 수도 있다.

편식

맛만 생각하고 맛있는 음식만 먹으면 어떻게 될까. 금방 병들지도 모른다. 편식이기 때문이다. 삶에서도 그렇다. 진짜 도움이 되는 애기는 귀에 거슬리는 약간 쓴맛이다. 우리는 칭찬을 되게 좋아하지만, 나 자신을 왜곡하여 들뜨게 할 수 있다.

내가

뭘 좋아하는지만
알아도

한때는 요가 지도자라면 '좋은 모습'만 보여줘야 한다는 강박
관념이 있었다. 요가를 벗어난 나는 외식과 게임을 좋아한다.
게임은 약간 거친 내 감정을 해소하는 장이다. 해본 사람은 알
겠지만, 게임을 할 때는 감정이 다소 격해야 재미있다. 그런데
내 말을 따라 하는 샨띠와 지내다 보니 저절로 말을 조심하게
된다. 그러다 보니 게임에 흥미가 떨어져 자연스럽게 멀어진
다. 샨띠는 도움이 되는 존재다.

이런 내 모습을 감추려 했던 때도 있었지만 지금은 편안하게
이야기하는 편이다. 수행자로서 필요한 덕목을 지키며 살고 있
고, 삶에 대한 자신감이 생겨서인 것 같다.

일을 잘해서 인정받는 건 참 어렵다. 그런데 운동이든 악기 연주든, 좋아하는 취미활동은 처음에는 못해도 일보다 좀 더 수월하게, 잘하게 된다. 부담감 없이 즐기기 때문이다. 취미를 통해 얻은 그런 소소한 자신감은 일로도 연결된다. 그러니 내가 뭘 좋아하는지만 알아도 성공한 인생이다.

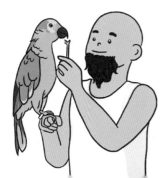

원트가
라이크라는

착각

인지심리학자인 김경일 교수님에 따르면, 사람에게는 원트^{want}
와 라이크^{like}가 있다고 한다. 이 둘은 비슷할 것 같지만 실제로
분석해 보면 거의 연관성이 없다. 내가 원하는 걸 좋아하는 거
라고 착각할 뿐이다.

원트는 남이 갖고 있어서 나도 갖고 싶은 것이다. 그러니 아무
리 채워도 채워지지 않는다. 반면, 라이크는 남이 갖고 있지 않
아도 나는 갖고 싶은 것이다. 우리는 라이크를 찾았을 때 근본
적인 만족을 느낀다. 그런데 막상 자신이 뭘 좋아하는지 모르
는 사람이 많다.

요가 수련은 자신의 '진정한 라이크'를 찾는 걸 돕는다. '삶의 중심'을 찾는 것이다. 원트와 착각하지 않도록.

수업을 하면서 물어본다. 하고 싶은 아사나, 좋아하는 아사나는 무엇인지, 그리고 무서운 아나사는 무엇인지. 대답을 들어보면 그 사람이 가진 열망을 조금은 이해하게 된다. 각자가 원하는 걸 수업에서 얻을 수 있도록 반영하는데, 조금이라도 만족한다면 내 수업을 좋아하는 것 같다. 또 명상을 하게 되면 자연스럽게 내가 좋아하는 걸 알게 된다. 좋아한다고 생각했던 게 아니기도 하고, 불편하다고 생각했지만 좋아한다는 걸 깨닫기도 한다. 내 마음도 반전인 경우가 많다.

내가 좋아하지도 않는데 남이 갖고 있다고 그걸 따라가면 삶이 공허해진다. 채워도 채워도 갈증 해소가 안 된다. 내가 좋아하는 진짜를 찾는 길에 요가가 함께하면 좋겠다.

나를
비춰주는

존재들

나랑 맞는 사람, 좋은 사람이 있고 처음 보자마자 아무런 이유 없이 좀 불편하고 어색한 사람이 있다. 내가 잘 못 하는 걸 잘하는 사람을 동경하면서 꺼리기도 한다. 특히 내 취약점이 드러나는 사람을 만나게 되면 불편하고 피하고 싶어진다.

플레이어랑 코치는 다르다. 요가 플레이어는 자기 수련만 잘하면 되지만 코치는 전체 흐름을 조율해야 한다. 연주자와 지휘자로 비유할 수 있을까. 아직 실력이 안 되는데, 요가를 가르쳐도 될지 묻는 분들이 가끔 있다. 나는 적극적으로 가르쳐 보라고 권한다. 가르치면서 배우는 게 더 크기 때문이다.

요가를 가르치다 보면 (당연히 좋은 사람들이 대부분이지만) 나와 안 맞는 사람도 만나게 된다. 그러므로 타인을 통해 내 모습을 보게 된다. 나 자신을 객관화시킬 수 있는 좋은 계기가 된다.

자연스럽게
투영하기

처음 만난 사이지만 상대방을 금방 편안하게 하는 사람들이 있다. 왜 그럴까? 마음이 편해서 그런 것 같다. 자기 마음 상태가 상대방에게 자연스럽게 투영된다. 단순하다. 반대로 어떤 사람에게 조금 날카롭게 대할 때는 내 마음이 불편해서다.

"요가 수행을 하는 사람들은 항상 마음이 평온한가요?"

매번 그럴 수는 없다. 그런 말 때문에 자칫 자기감정을 속이다 보면 오히려 망치기도 한다. 요가는 때와 장소, 상황에 맞게 내 몸과 마음을 갈고 닦는 것이다.

요가 단다 아사나

[요가 수행자의 지팡이, 버팀목 자세]

. . .

요가 수행에 있어서

확고함, 편안함, 가벼움, 균형을 모두 느낄 수 있는 자세입니다.

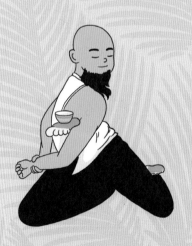

누군가에게

도움이 되는
사람

행복한 인생을 꿈꾸는 건 누구나 비슷하겠지만, 그것을 이루기 위한 행보를 어떻게 하는지는 다 다를 것이다. 그래도 행복은 내가 다른 사람에게 도움이 되는 존재라고 느낄 때가 아닐까.

나는 아사나로 많은 사람에게 인정받고, 좋은 사람들과 함께하는 게 인생의 목표였다. 몸이 아프지 않았다면 다른 길을 걸었을지도 모른다. 한때는 의사를 꿈꾸기도 했고 종교인이 되고 싶기도 했다. 몸과 마음을 돌보고 누군가에게 도움을 주는 일을 하고 싶었던 것 같다. 사실 몸이 아파 힘들 때가 많아 그런 생각을 더 많이 했다.

어렸을 때는 막연하지만 다른 사람보다 잘난 사람, 정말 특별한 존재가 되고 싶은 마음이 컸다. 지금 생각해 보면, 특별한 존재란 '누군가에게 도움이 되는 사람'인 것 같다. 그런 면에서 나는 요가를 통해 이루었다. 내가 수련해서 좋다고 느낀 것을 다른 사람과 공유할 수 있어 행복하다. 나 자신이 잘되는 것에 급급했다면 지금은 조금 더 많이 나누고 싶다.

나타라자 아사나 도움

[춤추는 시바신 자세]

. . .

자신의 경험을 누군가와 공유한다는 것은

큰 축복입니다.

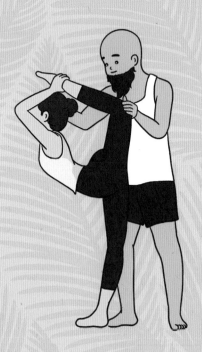

연결하는
힘

내 이름 '마이뜨리'는 바유 선생님이 지어 주셨다. 이 이름에는
'친절함', '프렌드십'이라는 의미가 담겨있다. 자비희사(慈悲喜
捨: 자애, 연민, 기쁨, 평안)를 산스크리트어로 '마이뜨리 카루나
무디타 우페크샤'라고 한다. 영어로는 '마이뜨리 프렌드십'이
라는 표현을 쓰는데, 조금 더 깊이
있게 해석해 보면, 전폭적
인 수용(Totally Welcome)
이라는 뜻이다.

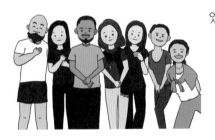

인도 마이소르에서 Vinay Kumar 선생님, 수련생들과 함께 ─────

사람 사이가 연결되어 있다는 느낌, 그것이 내가 생각하는 성공이고 행복이다. 어떤 분야든 전심으로써 자기 자신을 내맡길 수 있는 인간관계를 가졌다면 성공한 사람이다. 이는 자신감과 깊이 연관되어 있다.

자신감은 나 자신의 부족함을 인정하고 받아들이는 것에서 생긴다. 자신의 부족함만 크게 보는 사람은 다른 사람과 연결될 가치가 없다고 생각하며 스스로 무너진다. 내가 하고자 하는 일에 전념하는 능력에서 다른 사람과 연결하는 힘도 생긴다.

즐거움만이

인생의 답은
아니다

우리는 인생에서 즐거움을 찾으려 노력한다. 그런데 즐거운 것만 많이 하다 보면 '아, 즐거움이 내 인생에 답이 될 수는 없구나'라고 느끼는 때가 온다. 그럼 자연스럽게 고통에 눈이 간다. 우리가 고행하는 사람들을 우러러보는 이유는 '나도 그런 거 한번 해보고 싶다'는 동경의 마음이 숨어 있기 때문이다.

수행의 순간에 에고가 사라지는 경험은 좋지도 나쁘지도 않은, 있는 그대로를 보게 한다. 항상 나의 에고가 판단하고 분별하는 대로 믿었는데, 에고가 사라지는 순간이 오면 이 모든 것은 내가 선택하고 내가 만들고 그것에 내가 흔들리고 있다는 것을 알게 된다. 어떤 의미에서 완전한 몰입을 '무아지경'이라고 하는데, 황홀경을 경험하듯 자기의 에고가 사라진 순간을 가장 행복하게 느낀다고 한다. 이렇게 완전한 몰입을 하게 되면 그 후에는 지혜가 생긴다. 바로 '고통은 허상이구나'를 알게 된다.

100세가 된 크리슈나마차리야는 이렇게 말했다. "고통이 수행의 첫걸음이다. 고통이 없으면 수행을 시작하지도 않는다. 그러니까 고통이 너희들의 시작점이니 고통을 잘 받아들여라. 반갑게 맞이해라."

요가 수행의 근본은 '그런 고통을 직시해서 고통은 없고 내가 고통을 선택했을 뿐이구나, 그럼 내가 고통을 선택하지 않으면 되는구나'를 알아가는 것이다. 어떤 의미로는 깨달음에 가까운 것 같다. 그래서 요가 수행은 '타파스(Tapas, 고행)'로 많이 불린다.

딱
한 달만

세상을 탓한다. 좀 더 의식이 성장하면 세상을 탓해봤자 소용
없다는 걸 알게 된다. 왜 이런 일이 생겼는지 스스로 납득하려
면 자기 합리화의 시간이 필요하다. 그러다 그 원인이 자기 자
신에게 있다고 생각하면, 안타깝게도 큰 상처를 받게 된다. 한
번은 그것에 대해 집중해서 명상해 보았다.

정말 갖고 싶은 물건, 게다가 내 것 같다는 느낌이 드는 물건을
발견하면, 어떤 대가를 치르더라도 결국 사게 된다. 또 오래도
록 아낀다. 그것처럼 자기 자리(진정한 내 것)에 있으면 그 자리
가 아무리 힘들어도 감수하고 받아들인다. 그런데 그렇지 않은
곳에 있으면, 그 자체로 힘들다. 게다가 자기 자신을 탓하게 되

면 자연히 몸과 마음에 불균형이 생긴다. 더 크게는 질병으로 나타난다. 그럴 때는 자기 자리를 찾는 게 시급하다. 주변의 응원도 필요하지만, 가장 중요한 건 본인이 스스로 서야 한다.

우선 내가 정말 하고 싶은 것, 좋아하는 것은 뭘까를 생각해 보자. 나를 얽매고 있는 환경 때문에 고통을 느껴도 단번에 딱 끊어내는 건 힘들다. 그리고 두렵다. 그동안 내가 이룬 것도 있으니 미련도 남는다. 그럴 때는 딱 한 달만 내가 정말 좋아하는 것을 해보자. 하고 싶은 건 해야 하지 않나. 그것을 못 하니 아픈 것 같다.

여한 없이
펼치기

"나에겐 요가란 기지개다."

요가의 의미를 정의해 보고 공유하는 챌린지에 참여한 적이 있다. 나에겐 요가가 어떤 의미일까. 곰곰이 생각해 보았다. 하타 요가를 하는 나는 무엇보다 척추를 바르게 펴는 걸 중요하게 생각한다. 그러기 위해서는 기지개를 활짝 켜는 것이 기본이다.

'내가 타고난 기운을 여한 없이 다 펼치는 것'

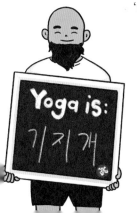

요가를 그렇게 정의해 본다. 수련을 시작
한 후, '참 착해졌다', '부드러워졌다', '너

무 편안해 보인다'는 말을 많이 들었다. 요가를 통해 인격도 순화되고, 하고 싶은 걸 펼칠 수 있는 자아실현의 무대를 가지게 되었다. 감사하고 행복하다.

수련이란

사랑을 제대로 하면 그 사람보다 자기 자신에 대한 이해가 깊어진다. 수련도 그렇다. '자기다운' 사람이 되지만 욕망과 집착이 강해지기도 한다. 그걸 없앨 순 없다. 그 모든 것을 인정하고 받아들이고 조절하는 연습을 평생 하는 것···. 그게 수련이다.

칸다 아사나

[뿌리, 매듭 자세]

· · ·

엉킨 실타래를 하나하나 풀듯이 인생의 많은 문제를 풀어주는 아사나.

요가에서 '골반이 풀리면 인생이 풀린다'라는 이야기가 있습니다.

그것은 여러 가지 불균형과 억압으로

자신의 본질과 멀어져서 힘들었던 문제가

골반이 풀리면서 해결된다는 의미입니다.

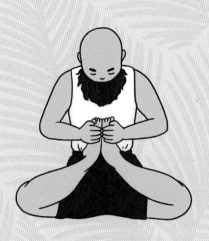

'아차리야'라는 말이 있다. '큰 스승'이라는 뜻으로 세상을 위해 신실하게 공부한다는 의미로도 널리 쓰인다. 요가를 시작한 지 20년이 되어 가지만, 여전히 배울 게 많고 배울수록 더 모르는 게 많다. 나는 '아차리야'라는 말이 참 좋다.

**책에
소개된
아사나**

그　림
요 기 윤

'요기윤'은 요가 하는 사람을 뜻하는 '요기'+내 이름 '윤'이다. 여기저기 어디든 장소에 구애받지 않고 요가 하는 내가 되자는 의미다. 어렸을 때부터 그림 그리기를 좋아해 디자인을 전공하고 당연하게 디자이너의 길을 걸었다. 그러다 요가 홍보직을 맡으며 운명적으로 접한 요가는 내 인생의 중심이 되었다. 요가를 하며 느낀 걸 그림으로 그렸을 뿐인데 공감하고 좋아해 주는 분이 많다. 내 그림으로 잠시나마 웃고, 행복한 분들이 있기에 오늘도 난 일상을 그린다.

인스타그램 @yogiuun

마이뜨리, 생에 한 번쯤은 요가

초판 1쇄 발행 2021년 12월 10일
초판 4쇄 발행 2024년 4월 1일

지은이 마이뜨리(서희원)
그림 요기윤
디자인 [★]규
펴낸곳 디 이니셔티브
출판신고 2019년 6월 3일 제2019-000061호
주소 서울특별시 마포구 토정로 53-13 3층
팩스 02-749-0603
이메일 the.initiative63@gmail.com
페이스북 · 인스타그램 @4i.publisher

아사나 도움 이슬비
이 책에 소개된 아사나를 도와주신 것에 감사의 마음을 전합니다.